破解眩晕之谜

主编　王中卿　王汉男

U0334666

黑龙江科学技术出版社

图书在版编目（ＣＩＰ）数据

破解眩晕之谜 / 王中卿, 王汉男主编. -- 哈尔滨：
黑龙江科学技术出版社, 2020.3（2022.4 重印）
ISBN 978-7-5719-0385-5

Ⅰ. ①破… Ⅱ. ①王… ②王… Ⅲ. ①眩晕－诊疗
Ⅳ. ①R764.34

中国版本图书馆 CIP 数据核字(2020)第 018297 号

破解眩晕之谜
POJIE XUANYUN ZHI MI
主编　王中卿　王汉男

责任编辑	焦　琰	
出　　版	黑龙江科学技术出版社	
	地址：哈尔滨市南岗区公安街 70-2 号　邮编：150007	
	电话：（0451）53642106　传真：（0451）53642143	
	网址：www.lkcbs.cn	
发　　行	全国新华书店	
印　　刷	北京天恒嘉业印刷有限公司	
开　　本	700 mm×1000 mm　　1/16	
印　　张	12	
字　　数	220 千字	
版　　次	2020 年 3 月第 1 版	
印　　次	2022 年 3 月第 2 次印刷	
书　　号	ISBN 978-7-5719-0385-5	
定　　价	98.00 元	

作者简介

王中卿,哈尔滨市第一医院神经内科二病房主任,主任医师,神经病学教研室主任,神经病学住院医师培训基地主任。2016 年任黑龙江省中西医结合学会眩晕症分会会长、中国中西医结合学会眩晕症专业委员会常务委员、黑龙江省中西医结合学会第一届眩晕症专业委员会会长。

1985 年毕业于哈尔滨医科大学,医学硕士,法学硕士研究生,一直从事神经内科临床工作,对神经内科多发病、常见病、疑难病症,多系统疾病综合征等诊治有独到之处:

1. 脑血管疾病方面:2009 年在北京首都医科大学宣武医院神经外科血管介入学院学习一年,完成脑血管造影、动脉内溶栓、血管内支架 200 余例,并获得由世界神经外科基金会主席、世界神经外科联盟主席、德国汉诺威神经科学研究所所长、中国国际神经科学研究所所长 4 人共同签署的证书,是哈尔滨市神经内科医生中获得世界神经外科联合基金会继续教育证书的第一人。王中卿对各种脑血管病尤其缺血性脑血管病的诊治达到国际、国内先进水平,完成著作《神经系统血管性疾病实例精析》(由凌锋教授做《序》)。

2. 眩晕症方面:全面掌握美国 Epler 法、Lempert 法耳石复位技术,做到定性、定侧、定位及定治疗方法,采用数种不同的手法进行一次耳石复位即可治愈,尤其对水平半规管耳石以及疑难、重症耳石症的复位技术具有独创性。2014 年 1 月 24 日在东北网首次提出将每年的 6 月 9 日定为"中国眩晕防治日""世界眩晕防治日"。

3. 利用肉毒毒素治疗眼睑痉挛、面肌痉挛、带状疱疹后遗神经痛、偏头痛、糖尿病周围神经痛等疼痛具有丰富的经验。

4. 对各种神经内科疾病,如神经系统感染、神经系统变性疾病、脱髓鞘疾病、癫痫、帕金森病、老年性痴呆等神经科疾病的诊治具有丰富的临床经验。

前　言

　　眩晕症迄今为止仍是临床最常见的综合征之一,是继发热、头痛两大临床症状之后的第三大临床就诊症状,介于神经内科与耳科等多学科之间的复杂综合征。

　　据有关资料报道我国每年眩晕发病率为 5%～8%,按目前中国人口 14 亿计算,全国年发病人数在 1 亿人左右,耳石症可达 4000 万人以上。

　　相对而言,周围性眩晕发生率更高,占 70% 以上,其中耳石症的发病率居单病种首位,约占所有眩晕症的 50%,其次为前庭性偏头痛、梅尼埃病和前庭神经元炎,这部分眩晕,有经验的医生不需要地毯式的辅助检查,而是通过详细的问诊、病史特征及体格检查,往往可以得到明确的诊断,对因治疗,往往会迅速收到立竿见影的效果,如最常见的耳石症不需要繁杂的辅助检查及药物治疗、手法复位十分钟治愈(零消耗),其他如前庭性偏头痛、梅尼埃病、前庭神经元炎、前庭阵发症等应用的药物治疗也只有几元、几十元;中枢性眩晕占 10%～20%;精神疾病和全身疾病相关性眩晕分别占 16%。此外,尚有少数的眩晕原因不明。

　　眩晕症诊治虽在国内发展多年,但其漏误诊率依然居高不下,去年一位耳石症患者在哈尔滨辗转 6 家省、市级医院未得到诊断治疗。而目前由于缺乏全面的现代眩晕诊治知识,分科论治,仅对症治疗,本末倒置,将只占极少数的中枢性眩晕,尤其是将极少数的"脑缺血、颈椎病"等甚至覆盖了 90% 的眩晕诊断,盲目过度的地毯式辅助检查如化验、CT、MRI 甚至血管造影(这些检查在绝大多数周围性眩晕几乎是阴性结果),以及毫无针对性的无效治疗,致使多数眩晕患者消耗几千甚至上万元,严重影响了眩晕的诊疗水平,违背了医学经济学原理。目前对眩晕的诊断及鉴别诊断在相当程度上几乎是盲区,亟待推广。我们迫切需要眩晕精准医疗常态化!

　　自 2010 年以来,我国开展对公众眩晕科普教育。通过报纸、电视、广播、互联网等开展全方位、多层次、立体化、地毯式、无死角的宣传,对全省乃至全国民众进行眩晕科普教育,让人们知道翻身起床改变体位的瞬间眩晕就是十分钟可以治愈的耳石症!像当年消灭血吸虫病一样围剿耳石症,经过我们科室眩晕团队八年的不懈努力,在黑龙江省范围内推广和普及了这一鲜为人知却又高发病率的疾病,已经取得了令人鼓舞的成绩,造福龙江人民。

另外,眩晕领域又一高发病率疾病——前庭性偏头痛再次浮出水面,是仅次于耳石症的第二位眩晕性疾病,人群总体患病率约1%,是囊括了前庭中枢性及外周性损害的混合型眩晕疾病,其临床表现堪称为前庭、耳蜗症状的"集结号",具有空间、时间上的高度变异。在西方国家,误诊率高达80%,我国的误诊率可能更高,是我们所面临的继推广耳石症(BPPV)诊断治疗理念之后,又一亟待推广的课题!

贯穿本书写作的一根红线,就是应用最基本的、简单明快的全面详细的病史采集结合规范化眩晕床旁检查,综合分析达到诊断识别80%~90%眩晕性疾病的目的,同时进行精准的治疗措施,正所谓:徒手治眩晕!适合于各级医院,尤其是基层医院以及任何诊疗场所。

作者　王中卿

2020 年 2 月

目　录

第一章　眩晕概述

眩晕症是一种最为常见的临床综合征,是继发热、头痛两大临床症状之后的第三大临床就诊症状,是介于神经内科与耳科之间的复杂综合征。人的一生中均会有过眩晕的痛苦经历。有统计数字表明,人群眩晕发病率为5%~8%,65岁占30%,75~80岁男性占1/3,女性占2/3,随着人口老龄化的日益加剧,本病症的发病率也随年龄增高而增加,按目前中国人口14亿计算,我国年发病人数在1亿人左右,逐渐受到国内外医学界的重视。最近有很多研究发现,患者的生活压力、工作压力、情绪波动及焦虑抑郁等均与眩晕的发生呈正相关。

第一节　眩晕概念

眩晕(vertigo)是一种自身或外景运动幻觉或错觉,是人与周围环境的空间关系在大脑皮质反映的失真,是人体主观对空间关系的定向觉错误或平衡感觉障碍。发作时多数患者明确叙述自身旋转(自动性)或环境旋转(他动性),少数患者出现视物摆动或摇晃;也可有自身在一定平面上转动、倾倒、沉浮或摇晃。

眩晕与头晕(dizziness)不同,头晕的概念比较含糊,表现为坐车坐船、踩棉花感、醉酒感、钟摆样忽悠感、头昏昏沉沉、不清醒感和不适感,以自觉症状为主,无天旋地转感,多不伴呕吐,体检多无眼震,少数可有锥体束征。其病变部位可在自主神经,也可在脑干等中枢神经系统,由全身性疾病或(和)抑郁、焦虑的躯体化症状,即心理因素所致。

严格来说,头晕包括眩晕,而眩晕不能反过来说是头晕,现在国内将dizziness译为头晕,将vertigo译为眩晕。

人体的平衡功能是左右两侧对称的,各由三方面系统共同作用来协调完成的,即:前庭平衡系统、视觉系统和本体感觉系统组成的平衡三联。

前庭系统是维持平衡、感知机体与周围环境相关的主要器官,其末梢是

3个半规管之壶腹嵴及耳石器(椭圆囊、球囊)两个囊斑(图1-1),分别由毛细胞感受运动时角加速度和直线加速度的刺激。大脑的前庭代表区为颞上回听区的后上半部、颞顶交界岛叶的上部。从末梢感受器到大脑前庭中枢的整个神经通路称为前庭或静动系统。头部运动驱使内淋巴流动的机械能转换成控制体位、姿势或眼动的神经冲动,故每个前庭毛细胞等于一个小型换能器。本系统病变或受刺激不能实现机械能到生物电能的转换则引起眩晕。

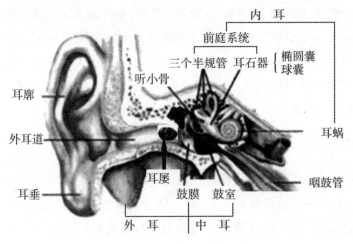

图1-1 外周前庭系统

视觉、本体觉也是平衡三联的组成部分,不仅本身负有传送平衡信息的作用,而且与前庭系统在解剖和生理上有密切关系,视觉、本体觉两系统引起眩晕的程度轻、时间短。

三种定位感觉之一受损,发出异常冲动均可引起眩晕。最常见的是前庭功能紊乱,所输入的信息不代表其真实的空间位置,与另外两个平衡感受器输入的信息发生矛盾。这三者就像三兄弟一样,共同来维持人体的平衡。而大部分的眩晕性疾病都是某一侧的一个兄弟,尤其是前庭平衡系统这个"大哥"生病了,就产生眩晕,此时其他两位兄弟就要分担三人的工作,达到双侧平衡功能对称,眩晕才能终止。故前庭受损后,通过前庭训练、康复恢复平衡,又称习服治疗,前庭习服治疗治疗眩晕的有效率达90%以上。

第二节　眩晕症的分类

为了眩晕症的明确诊断及有效治疗,介绍以下两种分类法。

一、根据眩晕性质分类

根据患者对"头晕""眩晕"的描述不同,对症状进行划分,见图1-2。

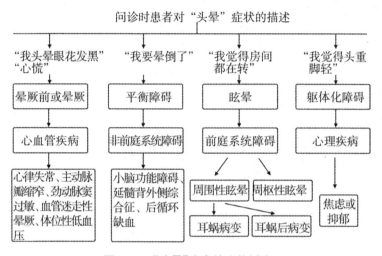

图1-2　"头晕"患者的症状划分

1.真性眩晕:根据受损部位不同,可分为前庭性眩晕和视觉、本体感觉障碍性眩晕。

前庭性眩晕:呈阵发性的外物或本身的旋转、倾倒感、堕落感,症状重,多伴有明显的恶心、呕吐等自主神经症状,持续时间短,数十秒至数小时,很少超过数天或数周者。因多见于前庭外周性病变。

视觉性眩晕:生理现象如飞快列车上可出现眩晕及铁路性眼震、或站立高崖俯视脚下急速的流水会感觉自身反向运动及眩晕等。病理性视觉性眩晕如急性眼肌麻痹,因复视而眩晕,遮蔽患眼眩晕消失。

本体感觉障碍引起的眩晕称姿势感觉性眩晕,见于后索病变,例如脊髓空洞症、梅毒患者深感觉障碍和运动失调引起眩晕。

由于视觉和本体感觉对位向感受只起辅助作用,故这两个系统疾病引起眩晕都不十分明显,其原有疾病症状远远大于眩晕,往往是第二位或第三位症状,很少以眩晕为主诉就诊。

2.假性眩晕:由全身系统性疾病引起,见图1－3。

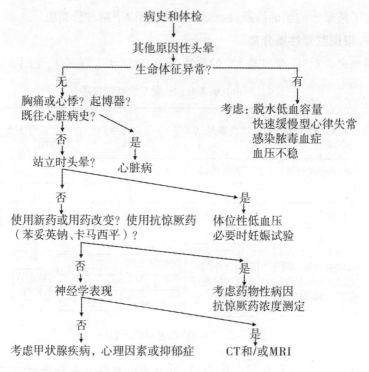

图1－3　假性眩晕诊断思路

为外物或自身的摇晃不稳感,或左右或前后晃动,注视活动物体时,或嘈杂环境下加重。症状较轻,伴发自主神经症状不明显,持续时间较长,可达数月之久。

（1）心血管疾病:如高血压、低血压、心律不齐（阵发性心动过速或房室传导阻滞）、心力衰竭等。

（2）全身中毒性、内分泌代谢性疾病:如糖尿病、过度换气、尿毒症等。

（3）脑血管疾病。

（4）各类原因的贫血。

（5）头部外伤性:如颅底骨折或脑震荡后遗症等。

（6）精神性头晕（psychiatric vertigo）、神经官能症等。

此种分类法比较笼统,没有明确的定位、定性价值。

二、根据眩晕症的定位分类法和定性分类法

这种分类法既有解剖部位又有疾病性质的分类符合神经耳科学诊断原则,有临床实用价值。

1.前庭系统性眩晕:

(1)前庭末梢性眩晕(占44%~70%):

①有耳蜗症状的眩晕:分为迷路内病变和迷路外病变。

迷路内病变:如梅尼埃(Ménière)病、迟发性膜迷路水肿、突发性耳聋、外淋巴瘘、急慢性中耳炎与胆脂瘤骨迷路破坏、内耳药物中毒(如庆大霉素、链霉素等)、晕动病、迷路卒中、迷路震荡、大前庭水管综合征及耳硬化症等。

迷路外病变:听神经瘤、脑桥小脑角肿瘤、后颅窝蛛网膜炎、前庭性偏头痛及脑膜炎。

②前庭病变无耳蜗症状之眩晕:前庭神经炎,良性阵发性位置性眩晕(包括嵴顶耳石症和半规管耳石症)。

③运动病。

(2)前庭中枢性眩晕(占7%~11%):

①血管性病变:如脑干血管病变(延髓背外侧综合征、后循环缺血、小脑出血)。

②非血管性病变:脑干、小脑肿瘤、脑干炎、多发性硬化、延髓空洞症、小脑脓肿、第四脑室肿瘤、扁平颅底及小脑扁桃体下疝等颅底结合部畸形。

2.非前庭系统性眩晕(9%~20%):

(1)眼疾病:如眼外肌麻痹、屈光不正、青光眼。

(2)全身系统性疾病(心血管疾病、脑血管疾病、血液、内分泌、过度换气、尿毒症等)。

(3)精神性头晕。

3.其他及诊断不明(13%~15%)。

第三节 眩晕诊断和定位

一、目前确诊存在的问题

1.自20世纪90年代德国、美国对耳石症手法复位治疗取得成功以来,近20年来国内外对眩晕症十分重视,但许多问题尚未解决,如眩晕的病理资料少,病因及发病机制仍处于推理阶段。

2.眩晕症涉及面广,须由有关科室共同解决,虽已有神经耳科学的成立,但仍是各科独立研究较多,耳科着重研究前庭性眩晕,神经科致力于中枢神经系统性眩晕,内科侧重心血管系统疾病引起的眩晕。由于研究途径、思考方法不同,对诊治结论各异,尤其在临床上,目前由于缺乏全面的现代眩晕诊治知识,分科论治,对症治疗,将极少数的"脑缺血、颈椎病"等甚至覆盖了90%的眩晕诊断,盲目过度的辅助检查和毫无针对性的无效治疗,严重影响了眩晕的诊疗水平。目前对眩晕的诊断及鉴别诊断在相当程度上几乎是盲区,亟待推广。因此,将"精准医疗"的概念引入眩晕的诊治,迫在眉睫!

3.同一疾病,因发生于不同部位引起不同的表现形式,梅尼埃病主要表现为三大症状,即半规管水肿产生发作性眩晕、耳蜗水肿引发波动性听力下降、耳鸣和耳闷胀感,根据水肿部位的先后以及严重程度,每位患者三个症状的发生、发展及先后次序也各不相同,多数患者首先出现眩晕发作进而出现耳鸣、耳聋,有些患者早期出现波动性耳鸣、耳聋数年甚至十几年进而出现眩晕发作,呈现出极不和谐的"三重奏",表现为时间、空间的个体化。同一部位病变,病因不同表现不一。同一病人患几种可诱发眩晕的疾病,梅尼埃病、突发性耳聋、前庭神经炎往往并发耳石症,主次难分,抓不住要害,治疗效果不好。

4.诊断眩晕症的手段有很大发展,如眼震电图、姿势图等进展很快,由定性走向定量,但仍不能满足临床之需要,而且结论模棱两可,检查方法及诊断结果无统一标准,如果一味固执地依靠辅助检查做诊断,往往会被带入歧途。

5.临床对一个眩晕患者的诊断主要是依靠病史问诊和体格检查,而不是前庭功能检查,如果在问诊和体格检查时还没有一个倾向性的诊断,此时即使进行完整的前庭功能检查,也常常无法得到一个准确的诊断,前庭功能检查更多是为在问诊和体格检查时获得的初步诊断提供佐证。

二、确诊须了解的病史

眩晕体征很少也很难捕捉,很大程度根据病史做出诊断,故正确搜集病史甚为重要,在无暗示和诱导情况下,须询问清楚以下问题。

1.眩晕发作前的情况:发病前有否眩晕发作诱因如颅脑外伤、烟酒过度、精神情绪不稳、劳累失眠等因素,问清头晕还是眩晕。有时病人将头晕、眼花、头蒙笼统归之为眩晕。若自身或周围环境有旋转、漂浮、偏斜等动感多为前庭系病变,无动感多为非前庭系或中枢病变。

2.眩晕发作情况要问清:①夜间还是晨起犯病,突然发病还是缓慢发病,首次发病还是反复发病;②何种情况下发病,体位改变、扭颈,或某种特殊体位发病;③眩晕的形式是旋转还是非旋转性的;④强度能否忍受,意识是否清楚;⑤睁、闭眼时眩晕是减轻还是加重,声光刺激、变换体位时眩晕加重否。

3.眩晕伴发症状要问清一下伴发症状发生于眩晕之前、之中、之后。

(1)自主神经症状:时眩晕症的客观表现,前庭末梢病变的自主神经反射重于中枢病变。据报道,前庭末梢病变有恶心者占50%、呕吐者占34%、脉搏增快者占20%。因每人神经类型不同,有脉搏增快,血压升高,交感神经占优势者,亦可有脉搏减慢,血压下降,迷走神经占优势者,有些病人出汗、面色苍白、腹泻。

(2)耳部症状:发病前是否出现耳聋、耳鸣。耳闷,或原有耳蜗症状明显加重。

(3)眼部症状:眼前发黑、复视、视物模糊。

(4)颈部症状:有否颈部或肩臂疼痛,有否上肢麻木、活动受限。

(5)中枢神经系统症状:如头痛、意识障碍、知觉丧失、抽搐、平衡失调、感觉及运动障碍,特别注意有否面部麻木、言语及构音障碍、吞咽困难等脑干及小脑症状。

4.过去史:了解病人的职业、生活习惯、烟酒嗜好、有否耳部疾病及手术史、用药史、脑外伤、晕车史等。通过病史粗略分析出眩晕类型,即前庭性或非前庭性眩晕,前庭中枢病变还是末梢性病变,只有明确诊断,治疗才有方向。

例如,前庭性偏头痛的眩晕发作和偏头痛的关系不固定,绝大多数在青少年期发生偏头痛之后若干年发生眩晕,也可以出现在偏头痛发作之中或之前。前庭性偏头痛的表现可以是眩晕伴头痛(结伴而行),约占17%,也可以只有眩晕发作,约占6%(单打独斗),眩晕与偏头痛也可以先后发作,眩晕可以发生在偏头痛之前、之后的一段时间,约占40%(前呼后应)。医师诊断时,需要花一定时间去仔细询问病史,要从患者一生的历史长河中追踪溯源,发现偏头痛及前庭性偏头痛的蛛丝马迹,达到正确诊断的目的。见图1-4。

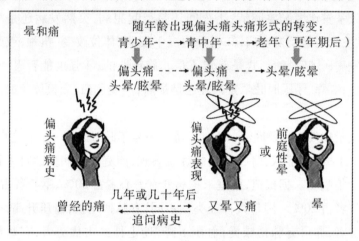

图1-4　偏头痛与前庭性偏头痛发作的时间关系

三、体格检查

按一般常规进行全身检查,病史中有系统性疾病可疑者则重点检查,尤其是对眩晕患者进行诊室或床旁常规检查法更为重要。见图1-5。

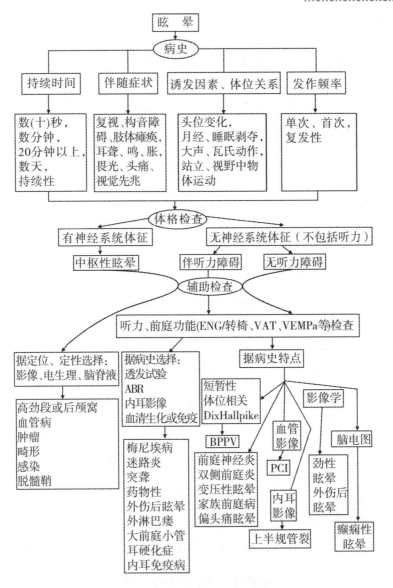

图1-5 眩晕患者病史及体格检查框架

注:VAT:前庭自旋转试验;VEMPs:前庭透发肌电位;PCI:后循环缺血

四、诊断和鉴别诊断

诊断眩晕病人首先要确定是真性眩晕或假性眩晕,判断为真性眩晕后在确定病变在中枢还是在末梢,见图1-6。以下是中枢性眩晕和周围性眩晕鉴别,见表1-1。

表1-1 中枢性眩晕和周围性眩晕鉴别

	中枢性眩晕	周围性眩晕
起病特点	缓慢,持续性	突然,呈发作性
持续时间	持久,数日,数月,数年	短暂,数分,数日
眩晕性质	不稳,倾斜	旋转,漂浮,倾倒
眩晕的程度	轻	严重
意识障碍	多有	无
自主神经症状	不明显	多明显
自发眼震	向注视侧垂直或摆动型,闭眼减弱或消失	向健侧水平型,闭眼增强
半规管功能	正常	麻痹或正常
视动功能	视辨距不良	正常
视抑制试验	固视抑制失败	正常
平衡功能	倾倒方向不定、步态蹒跚或步基宽	发作期不能直立,向患侧倾倒,间歇期正常
伴发症状	无耳蜗症状,伴其他颅神经症状	常有耳鸣、耳聋
病因	脑血管病、脑肿瘤、脑干脑炎	BPPV、梅尼埃病、前庭神经炎

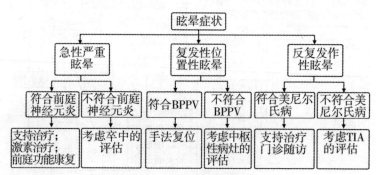

图1-6 眩晕诊断思路

第四节 眩晕治疗原则

眩晕不是一种疾病,而是某些疾病的综合症状。引起眩晕的疾病涉及许多临床学科,包括神经内外科、眼科、耳鼻咽喉科、骨科及小儿科。据统计,绝大多数(92.3%)为周围性眩晕;只有7.7%为中枢性眩晕;曾分析1105例眩晕病人分属于69种疾病,前庭性眩晕占84%,其中末梢性占

76%,故眩晕的诊治需要有关科室共同协商确定处理原则。

一、病因治疗

以眩晕为主要表现的数十种疾病中,病因治疗是根本,应根据病因及前庭功能损害状况,初步判断预后及治疗效果,可归纳为以下三种情况。

1. 原病因易治:前庭功能尚属可逆损害性眩晕。

这一类预后良好,如浆液性迷路炎、良性阵发性位置性眩晕、过度换气综合征、运动病等,眩晕是激惹或反射引起,前庭中枢及末梢尚无不可逆性损害,治疗应针对病因,一旦病因解除、眩晕消失,前庭功能可恢复。

2. 原病因诊断明确:前庭功能一次性损害不可逆转的眩晕。

如流行性腮腺炎、化脓性迷路炎、突发性聋、Rasmay Hunt 综合征、前庭神经元、内耳震荡、颞骨骨折等。病因虽除,但迷路或前庭神经功能完全破坏,前庭功能不能恢复,须依靠前庭中枢代偿消除眩晕。

3. 原病因难治:前庭功能波动性损害或不可逆损害。

如梅尼埃病、动脉粥样硬化或高血压性眩晕、颈椎病、听神经瘤等,此类疾病疗效差,眩晕不定期复发,这些难治性眩晕症经非手术治疗无效者可行外科治疗。

二、对症治疗

1. 眩晕发作时的非手术治疗。

选择最舒适体位,避免声光刺激,使病人安静,解除思想顾虑,树立信心。眩晕急性发作自主神经症状明显时,在排除严重循环系疾病基础上,可用阿托品 0.5mg 皮下注射,可缓解严重恶心、呕吐,使病人安静,便于询问病史及检查,常用药物如下。

(1)前庭抑制镇静药:异丙嗪(非那根)、地西泮(安定)、赛庚啶、巴比妥类、地芬尼多(眩晕停)。

(2)防止呕吐制剂:阿托品、氢溴酸东莨菪碱、山莨菪碱(654-2)。

(3)利尿剂及脱水药:呋塞米、甘露醇、氢氯噻嗪(双氢克尿噻)、50%甘油、氨苯蝶啶、乙酰唑胺(Diamox)。

(4)血管扩张药:银杏叶提取物、丹参、川芎嗪、5%碳酸氢钠、ATP、罂粟碱、氟桂利嗪(西比灵)、丹参注射液、倍他司汀等。

(5)激素类:泼尼松、地塞米松。

(6)维生素类:维生素 C、维生素 P 有改善毛细血管脆性的作用,维生素 B_{12} 营养神经作用。

(7)吸氧:一般用高压氧或 5% 二氧化碳混合氧吸入治疗。

2. 手术治疗。

眩晕症病因复杂,牵涉学科广泛,手术治疗必须有明确定位诊断和适应证,盲目行事后果不佳。

梅尼埃(Ménière)病眩晕严重,发作时间超过 3 个月,或频繁发作而严重影响患者的工作和生活,或眩晕虽不顽固但伴有迅速的进行性听力下降,使听力丧失至少在 30 分贝以上,语言辨别率少于 50%,用药物等保守治疗 1 年以上无效者,应采用手术治疗。手术原则是既要消除眩晕,又应保持听力和尽量减少并发症发生。经颅中窝或迷路后径路,前庭神经切断术,可使眩晕消失且保存听力,但手术难度大;还须防止面瘫、脑脊液漏和脑膜炎等并发症。内淋巴囊减压术的有效率为 60% ~ 80%,亦不影响听力,但应注意前庭小管狭窄、闭塞或囊小畸形等,致手术失败。半规管开窗冷冻术治疗本病,疗效较好,无明显并发症发生而深受欢迎。

前半规管裂综合征是前半规管顶部骨质缺损,通过手术填塞前半规管或封闭骨质缺损达到治疗目的。

第五节　眩晕的预防

1. 在饮食方面,患者应该多吃清淡的食物,少吃高脂肪、含盐量过高、甜食或非常油腻的食物,戒烟少酒。切忌少吃生冷瓜果、物,避免生痰助湿的饮食。梅尼埃病患者的饮食,首先,高盐饮食可加重膜迷路内积水,许多食物如咸菜、酱油、腌肉都是高盐食品,不可食用,必须要严格限制食盐的摄入量;其次,过度饮水(包括茶、啤酒),同样会加重膜迷路的"内涝",应限制每日 24 小时水摄入量在 500 ~ 1000 毫升,同时要避免进食咖啡、巧克力、浓茶、可乐、酒等,并且要预防感冒,并避免使用耳毒性药物。

2. 保持良好的心态与愉悦乐观的心情是预防眩晕发作的关键步骤。要进行精神调养。眩晕症病人的精神调养也是不容忽视的。忧郁恼怒等精神刺激可致肝阳上亢或肝风内动,而诱发眩晕。因此,眩晕病人应胸怀宽广、精神乐观、心情舒畅、情绪稳定,这对预防眩晕症发作和减轻发作次数十分重要。

3. 保证充足的睡眠和休息,尽量保证卧室与整个屋子处于安静的环境下,不要出现嘈杂的声音。睡眠和休息不足,是诱发眩晕发作的明确诱因。不论眩晕发作时或发作后都应注意休息。在眩晕症急性发作期应卧床休息。如椎底动脉供血不足引起的眩晕,站立时症状会加重,卧床时症状可减轻。卧床休息还能防止因晕倒而造成的身体伤害。眩晕症病人保证充足的睡眠甚为重要。在充足睡眠后,其症状可减轻或消失。再者,眩晕症病人应尽量避免头颈左右前后的转动。如有内耳病变,可因头位的改变影响前庭系统的功能而诱发眩晕。颈椎病患者颈部转动或仰俯时,可使椎动脉受压而影响脑部血液循环,使脑供血不足而诱发眩晕。

4. 居室宜安静,光线要暗淡,声光的刺激也可加重眩晕,尤其是前庭性偏头痛。保持室内空气的新鲜与流通,经常开窗透气。在适宜的气候下,经常去室外比较幽静的地方散步,多呼吸新鲜空气。少去空间拥挤及空气污染大、不流通的地方。

5. 平时的工作与生活中不要过于忧虑,不要给自己添加很重的心理压力,多参加一些简单的娱乐活动,以此转移注意力。

第六节 眩晕诊治面临的挑战

面对眩晕病人,临床医生每天都要面对下面这些问题:

一、眩晕病人发病率高

眩晕、头晕是继发热、头痛两大临床症状之后的第三大临床就诊症状,在一般人群中的发生率可达20%～30%,发病率达5%～8%,因此眩晕症的疾病谱数量庞大。怎样提高接诊,在较短的时间(24小时)内使病人尽快地进入正确的治疗方向?现状是"一高三低",即发病率高、知晓率低、诊断率低、治疗有效率低。

二、眩晕是涉及多专业、多学科的临床复杂综合征

除了神经内科、耳鼻咽喉科、老年病科外,还涉及内科、骨科、眼科,甚至精神心理科等。应该怎样从多专业、多学科的高度诊治眩晕病人？怎样有针对性地对眩晕病人进行检查？怎样从眩晕病人中及时筛查出对生命造成威胁或产生严重后果的恶性眩晕？

三、反复发作性眩晕病人就诊时常常缺乏体征

就诊时有体征的病人一般不难诊断，反复发作性眩晕患者尤其是发作时间短暂的患者，来就诊时大多没有阳性体征，一是病人的确没有体征或就诊时体征已消失，二是没有对眩晕病人做床旁特征性体格检查而误认为"没有体征"。诊治这类病人就需要详细的专业性的问诊，如家属在病人发作时的手机视频录像使这些仅有眩晕主诉缺乏体征的病人可以在较短时间内得到客观性专业评估。

四、眩晕对病人生活质量产生严重影响

眩晕发作是非常痛苦的体验，例如耳石症病人诉说：我坐起来就像飞天了，躺下时就入地了！心境不良可诱发眩晕发作，而眩晕发作常加重病人焦虑和恐惧，往往眩晕消失了，心理上还有恐惧和眩晕感，以及长时间的头晕感，甚至严重影响病人生活质量、工作和社交。

因此病人解除痛苦困扰的愿望通常很强烈。尤其是前庭神经炎病人，长时间数日的醉酒样眩晕，在及时控制眩晕的同时，尽早开始前庭康复，越早开始前庭康复，病人的治疗效果越好。首先应当对医生进行培训，使病人在较短时间内进入前庭康复治疗。

五、急性眩晕迁延不愈转化为慢性头晕

急性眩晕发作期病人常伴有较高焦虑水平，近半数的急性前庭疾病在病后 3~6 年期间转变为慢性头晕，长期影响生活。但是这些造成迁延不愈的行为因素是可以预防和治疗的，应当培训医生早期识别这些因素，在急性器质性前庭疾病诊治过程中早期介入干预，减少急性眩晕转变成慢性头晕的概率，正确诊断并及时、迅速、有效、精准治疗。

第七节　神经科医生诊断眩晕的最常见的 8 个错误

1. 不区分头晕、眩晕和平衡不稳。

2. 不清楚眩晕性疾病绝大多数是前庭周围性眩晕，耳石症占所有眩晕

症的近半数。

3.绝大多数情况下查体会发现自发性眼震并进行描述,但不了解眼震背后前庭系统损害的病理生理机制。

4.不能正确的询问眩晕病史及完成眩晕床旁前庭功能查体,尤其是甩头试验以及变位试验如 Dix-Hallpike 试验、Roll-Test 试验。

5.不检查纯音听域,不会解释纯音听域结果。

6.不会正确的针对眩晕提出确切的辅助检查,而是习惯于模式化的大量辅助检查等。

7.不知道偏头痛与前庭性偏头痛(头晕/眩晕)是共病,具有共同的病理生理基础,而且是继耳石症之后,导致复发性眩晕的第二大常见原因,应当是患者说"头晕",医生想"头痛",重视前庭性偏头痛的识别与诊治。

8.过分依赖药物治疗,未重视耳石复位治疗及前庭康复。

第八节 眩晕症六项自我检测

一、什么时候发生?

眩晕的发作多是突然没有任何预兆,但其中也有仅在某一特定状况下才会出现眩晕的情况。

其中之一是当处于某一特定眩晕发作头位时出现眩晕的状况。如良性阵发性、位置性眩晕是由耳石脱落进入半规管引起的。在左右翻身、躺下坐起、抬头、低头等特定头位时,会出现严重眩晕,眩晕仅持续数十秒,最多 1~2 分钟。反复处于眩晕发作头位时,眩晕会反复发作,眩晕症状会逐日减轻或消失,是预后良好的疾病。

双侧前庭病是双侧内耳平衡器官或传导通路受损导致的一种临床综合征,患者表现为头晕、振动幻视,特征性表现为躺着、坐着不晕、骑车不晕但一走路就晕,走路时感觉物体不停晃动、闭目行走困难、走路不稳,在暗处明显,若两侧病变不对称,也可有眩晕。大多数患者都会表现为静止的物体出现上下或前后运动的视幻觉。常见的病因有氨基糖苷类药物中毒、双侧梅尼埃病、脑膜炎、耳硬化症、双侧前庭神经炎、放疗后等。

上半规管裂综合征是上半规管顶部骨质缺损,往往在强声刺激或强烈咳嗽时出现眩晕及垂直扭转性眼震。

二、旋转性眩晕,还是浮动感或摆动感?

眩晕的种类各式各样,大体可分为旋转性眩晕和非旋转性眩晕两种。一般来说,旋转性眩晕是前庭系统病变引起,多为内耳异常为主的末梢性眩晕,眩晕感强烈,好像掉进了旋转的滚筒一样,如前庭神经炎、良性阵发性位置性眩晕、梅尼埃病等。中枢性眩晕如脑干、小脑、大脑前庭中枢局灶性病变,也可以产生旋转性眩晕,但眩晕程度较轻、持续时间较短,往往没有脑部其他损害症状明显而忽略。

浮动性或摆动性感觉可为两侧内耳病变及少数脑部病变或脑缺血引起的中枢性眩晕,也可以是非前庭系统性眩晕。

旋转性眩晕发作时症状强烈,但不一定症状重的病情就危险,相反,轻微眩晕也有可能是危及生命的恶性眩晕,所以需多加注意。

三、是否伴随耳鸣、听力下降?

出现眩晕症状时,是否同时伴随有耳鸣、听力下降是问诊和查体的重中之重!因为主管听觉的耳蜗和主管平衡系统的前庭器官在内耳相毗邻。因此,内耳异常引起的眩晕经常会影响到相邻的听觉。患者往往由于强烈眩晕而忽略了耳鸣、耳聋症状,对诊断治疗造成错误影响。例如,大多数梅尼埃病在眩晕发作的同时或前后会出现耳鸣、耳聋、耳闷感等症状,而且随着症状的反复发作,耳鸣、耳聋会进一步恶化。另外,突发性耳聋患者约40%伴随有眩晕症状。

其他如听神经瘤都会导致眩晕,同时伴有耳鸣和听力下降、耳聋等症状。

后循环缺血产生的眩晕,因为通往内耳的血液暂时不足,会出现突然听力恶化、耳鸣、耳聋等伴随状况。

四、眩晕发作时天旋地转持续时间是多久?

眩晕发作时天旋地转持续时间的长短对眩晕定性诊断非常重要,前庭末梢性眩晕的各种疾病发作持续时间各有特征性,如耳石症是头位变化后1分钟内的眩晕;梅尼埃病是伴随听力损害、耳鸣的20分钟至数小时眩晕;前庭神经炎是病毒感染后持续数天眩晕;前庭性偏头痛的眩晕发作持续时间高度变异,同一患者每次发作持续时间也可从数分钟至数小时不等。一般在5分钟至72小时,发作时间具有多样性,有以下特点:约30%持续几分钟;约30%发作几小时;另30%则可发作几天;剩余10%仅持续几秒。

五、眩晕与偏头痛发作存在的关系?

前庭性偏头痛的眩晕发作和偏头痛的关系不固定,绝大多数在青少年期发生偏头痛之后若干年发生眩晕,也可以出现在偏头痛发作之中或之前。

六、眩晕是否伴有头痛、手足麻木无力、共济失调、视物双影等神经症状?

出现眩晕的同时,伴随有头痛、手足麻木无力、醉汉样行走障碍(不能站直行走)、视物双影等,应考脑梗死、脑出血,尤其是小脑、脑干的梗死(如延髓背外侧综合征)或出血,以及脑肿瘤等非常危险的脑部疾病。这些症状是脑部神经系统损害症状,而内耳引起的末梢性眩晕不伴随神经系统损害症状。

另外,后循环缺血出现短暂性脑缺血发作,上述症状只持续数分钟或数小时后缓解,是如由于支配小脑、脑干的后循环血管严重狭窄,早期出现了血流的"闭""开"的开关现象,若不及时开通血管,最终必将发展为脑梗死,甚至昏迷危及生命。所以,即使症状消失也要到医院接受检查。

患者一旦出现上述症状,尽快在症状出现3~4.5小时到有条件溶栓的医院,就诊于卒中中心或者神经外科、神经内科进行积极治疗,以免耽误病情。

中国迫切需要眩晕精准医疗常态化

王中卿建议：应尽早设立中国眩晕防治日、世界眩晕防治日

眩晕症是一种最为常见的临床综合征，随着人们生活节奏的加快和人口逐步老龄化，本病症的发病率也日益增高，开始受到国内外医学界的重视。眩晕症涉及多个学科，人的一生中均会有眩晕的痛苦经历。有统计数字表明，人群眩晕发病率为5%～8%，按目前中国人口14亿计算，我国年发病人数在1亿人左右。

眩晕主要是一种运动的错觉，如天旋地转的运动错觉、有漂浮感、静立时有平衡障碍或"醉酒感"等症状。引起眩晕的原因非常复杂，涉及神经科、骨科、耳科、心理科等的研究范围。

眩晕可分为前庭周围性眩晕和前庭中枢性眩晕，两者的临床表现、辅助检查、治疗及预后等完全不同。相对而言，周围性眩晕发生率更高，占70%以上，其中耳石症的发病率居单病种首位，约占所有眩晕症的50%，甚至更高，其次为梅尼埃病和前庭神经元炎；中枢性眩晕占10%～20%；精神疾病和全身疾病相关性眩晕分别占16%。此外，尚有少数的眩晕原因不明。

眩晕的病因及构成：

1. 前庭周围性眩晕（占44%～70%）。

（1）良性发作性位置性眩晕即耳石症（占20%～50%甚至更高）；

（2）偏头痛性眩晕（占10%）；

（3）梅尼埃病（占10%）；

（4）前庭神经元炎（占10%）；

（5）迷路卒中；

（6）前庭阵发症；

（7）药物中毒；

（8）听神经瘤；

（9）晕动症。

2. 前庭中枢性眩晕（占7%～11%）。

（1）椎—基底动脉供血不足及其他脑血管病；

（2）延髓外侧综合征；

（3）脑干肿瘤；

（4）多发性硬化；

（5）第四脑室肿瘤或囊虫；

（6）基底动脉偏头痛；

（7）眩晕性癫痫；

（8）锁骨下盗血综合征；

（9）延髓空洞。

3. 精神、心理疾病和全身疾病相关性眩晕（9%～20%）。

4. 其他及诊断不明（13%～15%）。

由此可见，周围性眩晕发生率更高，占70%以上，这部分眩晕，有经验的医生不需要地毯式的辅助检查，而是通过详细的问诊及体格检查，往往可以得到明确的诊断，对因治疗，往往会迅速收到立竿见影的效果，如占眩晕症50%的耳石症手法复位十分钟治愈、梅尼埃病口服利尿剂、前庭神经元炎应用激素和前庭功能康复、前庭阵发症应用卡马西平治疗、偏头痛性眩晕按偏头痛治疗。下面我们分别讨论一下几种常见的前庭周围性眩晕：

1. 耳石症。

耳石症（良性阵发性位置性眩晕）是临床上最常见的眩晕症，就像"感冒"一样非常普遍。它是一种普遍的生理现象，每个人一生中都会有耳石症导致的眩晕体验，只是轻重的差异。其特点是清晨在床上左右转头、起身时，即在体位变动后突然眩晕，历时数十秒，不超过1分钟。此病呈良性过程，一般1～2周可缓解，是由于老化、外伤、愤怒、酗酒、劳累、失眠、手术等因素而诱发耳石脱落，在重力作用下流落到某一半规管里，随着头部的活动而移动并刺激神经末梢，导致剧烈眩晕。

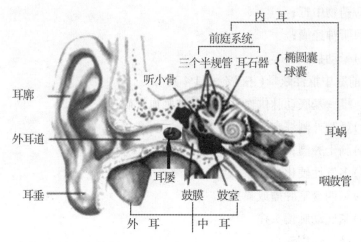

耳石症的诊断非常简单,易于操作,只需要一张诊察床即可,进行 Dix – Hallpike 试验可确定后半规管或前半规管耳石症,进行 Roll – test 实验诊断水平半规管耳石。这两种试验诊断耳石症具有特异性、唯一性和排他性。

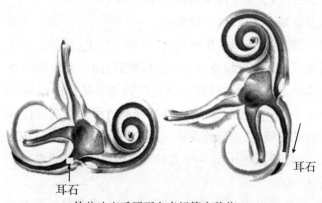

体位改变后耳石在半规管内移位
(由于重力作用耳石始终在最低点)

　　1992 年在美国,确立了 Epley 法治疗前半规管、后半规管耳石症的复位法 ,96% 的患者可一次治愈,现在广泛应用。1994 年,确立了 Lempert 法治疗水平半规管耳石症的复位方法,由头部姿势改变让耳石顺利移出半规管返回到原始所在的"岗位"——椭圆囊内,不打针、不吃药,96% 的耳石症患者 10 分钟即可达到神奇般的治愈。这是目前唯一有效的治疗方法,是近代人类对眩晕认识的革命性的突破! 目前本病现状为"一高三低",即发病率高、公众知晓率低、诊断率低(甚至零诊断)、耳石复位率低的特点,包括医务界在内,甚至三级甲等医院的医务人员很少知道耳石症的概念,20 年过去了,在信息如此快捷的时代里,我国对此几乎是盲点。

2. 梅尼埃病。

病理机制多与内淋巴积水有关。其发作性眩晕两次或两次以上,持续20 分钟至数小时。其常伴自主神经功能紊乱和平衡障碍。患者可出现波动性听力损失,随病情进展听力损失逐渐加重,可伴有耳鸣或耳胀满感;前庭功能检查可有自发性眼震或前庭功能异常。口服利尿剂有明显效果。

3. 前庭神经元炎。

可能因病毒感染引起。本病多发生于 30 ~ 50 岁的人群,病前有病毒感染史,突然眩晕,常持续 24 小时以上,有时可达数天,伴随剧烈的呕吐、心悸、出汗等自主神经反应。无耳鸣、耳聋,大多在数周后逐渐恢复,查体可见明显的自发眼震,多为水平性或旋转性。前庭功能检查显示病耳前庭功能低下。可应用激素治疗有明显效果。

4. 前庭性偏头痛。

偏头痛发作时而兴奋起来的神经细胞所分泌的一些物质可以使管理平衡功能的一些细胞发生改变,这些位于脑内前庭中枢的细胞变化可以使人产生天旋地转样的感觉。近 10% 的偏头痛患者有前庭性偏头痛。能预防和治疗偏头痛发作的药物对前庭性偏头痛的发作有效,如氟桂利嗪、抗抑郁药、乙酰氨基酚、苯海拉明、麦角胺制剂等。

而目前由于缺乏全面的现代眩晕诊治知识,分科论治、对症治疗,"脑缺血、颈椎病"等甚至覆盖了 90% 的眩晕诊断,盲目过度的辅助检查和毫无针对性的无效治疗,严重影响了眩晕的诊疗水平。目前对眩晕的诊断及鉴别诊断在相当程度上几乎是盲区,亟待推广。因此,将"精准医疗"的概念引入眩晕的诊治,迫在眉睫!

现代科技和医学进步已经开启了"精准医学"时代。精准医学理念和范式正在给人类健康带来真正的福音,获得个体和社会最佳健康效益,为民众提供安全、迅速、有效、方便、廉价的医疗卫生服务。精准医学追求准确选择和精确应用适宜诊疗方法,以最小化医源性损害、最低化医疗耗费,获得病患的最佳康复,这一理念涵盖了疾病诊断、病情评估、临床决策、治疗干预和功能康复等医疗服务全过程。

目前,中国迫切需要眩晕精准医疗常态化,应用世界最先进的眩晕诊治理念,取代陈旧的传统医学的眩晕误区。在全国范围内,动员一切可以动员的力量,开展一场眩晕理念的革命!

哈尔滨市第一医院神经内科王中卿主任呼吁,大量眩晕症,尤其是耳石症病人未能得到及时有效诊治的现状,必须唤起国家及全社会的高度警觉,这不仅仅是一个健康问题,而且已经成为严重误诊误治并大量吞噬医疗经费的社会问题。为此,呼吁在全国甚至世界范围内定期对医务人员进行培训以及公众开展现代眩晕理念的普及教育,并建议将每年的6月9日定为"中国眩晕防治日"乃至"世界眩晕防治日"。设计和挑选"6、9"这两个数字作为眩晕防治日,是受到了转动的太极球的启示——人在眩晕时,不就像太极球在翻转吗?! 会使公众对这个卫生纪念日留下鲜活和深刻的印象,继而唤起民众对身心健康持久的追求,将成为对中华民族健康的重大贡献。

第二章　眩晕病史采集

在现代的眩晕诊断治疗领域,由于常见的眩晕性疾病发作时具有特征性、排他性的独特规律,详细全面地采集病史可提供眩晕诊断和鉴别诊断的重要线索和依据,是最重要的组成部分。可靠的病史能使三分之二的眩晕/头晕患者得到正确的诊断路径,而其余三分之一患者,大多数也可通过床旁检查明确诊断,这是毫无疑问的事实。占眩晕总数70%的前庭末梢性眩晕疾病往往是内耳前庭器官的生理功能紊乱或异常,现代的影像学检查如CT、核磁共振成像等几乎为阴性结果,其他的前庭系统辅助检查如眼震电图等虽可提供佐证,但也只是推测性结论,无直接的确诊价值。所以,详细全面正确的采集病史,是眩晕完美诊断治疗的第一步。主要做到以下六问。

第一节　主要症状的性质

一、眩晕:运动错觉

这种运动错觉包括以下界定:

1.运动错觉的定义有两层含义:①没有自身运动时产生自身运动感觉;②正常情况下,通过前庭器官感受外界和自身运动。与实际运动符合的自身运动感觉是正常的,一般不会产生眩晕。当自身感觉到的运动与实际发生的运动不一致时,产生眩晕的感觉。

2.眩晕分自发性眩晕(没有明确诱因)和诱发性眩晕(有明确诱因)。自发性眩晕可因运动(如头动)加剧。说明病人除了有自发性眩晕同时还有头动性眩晕。

二、头晕:空间定向障碍和损害

这种空间定向障碍和损害包括以下界定:

1.头晕,无论对患者还是医生来说都很难精确定义,往往描述为头重脚轻、倾倒感、摇晃感以及踩棉花感。

2.头晕与眩晕的关系界定:头晕与眩晕,两者可同时并存。眩晕的存在并不排斥或排除头晕的存在,也不优先于头晕。临床上两者同时存在的情况很常见,例如,可以在疾病急性期表现为眩晕,而头晕可能成为急性眩晕发作至完全康复间的一种过渡性症状。

第二节　持续时间

持续时间指眩晕症状存在的时间,详细询问患者眩晕从发生到终止的时间过程非常重要,是眩晕诊断的"度量衡",也是眩晕鉴别的关键节点。眩晕症状持续时间较短的,一般具有反复发作性特点。

可分为五大类:

1. 数秒钟:代表疾病是良性阵发性位置性眩晕(耳石症),其次是前庭性偏头痛、前庭阵发症、半规管裂综合征、心律失常等。

2. 几分钟:椎－基底动脉系统短暂性脑缺血发作、惊恐发作、前庭性偏头痛。

3. 20分钟至数小时:代表疾病是梅尼埃病,其次是前庭性偏头痛、惊恐发作、椎－基底动脉系统短暂性脑缺血发作。

4. 数天至数周:代表疾病是前庭神经元炎其次是迷路炎、前庭性偏头痛、脑干或小脑卒中以及脱髓鞘、低颅内压综合征。

5. 持续性:见于双侧前庭功能减退、慢性中毒、脑部肿瘤、脑白质病、正常压力性脑积水、进行性核上性麻痹、脊髓小脑变性、帕金森氏病等,呈慢性进行性发展的病程演进过程。精神心理性疾病,例如焦虑症、持续性姿势－知觉性头晕或慢性主观性眩晕是产生持续性头晕的重要原因之一。

第三节　发作次数

眩晕或头晕常见的大致有三种发作类型:急性单一发作型、多次反复发作型、慢性持续性头晕和不稳型。

一、急性单次发作型眩晕

急性单次发作型眩晕大多是急性起病,产生较持久前庭损害症状(至少24小时以上)的疾病。常见疾病:前庭神经元炎、创伤、急性脑卒中等。首次发作的前庭性偏头痛和梅尼埃病,应当密切观察、追踪病情发展及变化,做出正确判断。

二、多次反复发作型眩晕

多次反复发作型眩晕常见疾病有良性阵发性位置性眩晕、前庭性偏头痛、梅尼埃病、椎-基底动脉系统短暂性脑缺血发作、惊恐性发作。

三、慢性持续性头晕和不稳型

双侧前庭病一般主要表现为头动时的视振荡和黑暗中行走时的不稳,一般不引起眩晕。神经系统器质性疾病可引起病人行走时不稳,例如小脑脊髓疾病、帕金森氏病、脑血管病。精神心理性疾病可有不稳的主观感觉,但通常缺乏客观的不稳异常体征。

第四节　诱发因素

诱发因素指引起症状发作的可能原因。诱发因素常与疾病的内在本质密切相关,认识这些诱因会提供抓住认识疾病本质的一些线索。

一、位置性眩晕

位置性眩晕是指头位相对重力空间位置的改变诱发眩晕。位置性眩晕是头位改变并在达到新头位之后发生的眩晕。良性阵发性位置性眩晕是位置性眩晕最常见的病因,患者在左右翻身、躺下坐起、抬头、低头等特定头位时,诱发短暂眩晕发作,应检查变位试验加以确认。位置性眩晕的鉴别诊断应主要包括与良性阵发性位置性眩晕(耳石症)、中枢性发作性位置性眩晕,前庭性偏头痛和前庭阵发症的鉴别。

二、头动性眩晕

头动性眩晕是患者在头动过程中产生眩晕,如果病人是在直立性位置头向左右运动,并没有产生相对于重力空间的位置变化,属于头动性眩晕。头动性眩晕或头晕是在头动过程中产生的(头动开始前无眩晕或头晕)。头动会引发内耳终末器官内淋巴流动,形成前庭刺激,如果前庭有病变,可能会引起头动性眩晕或头晕,见于前庭性偏头痛。

三、高调声音或压力改变

高调噪音、气压(咳嗽和喷嚏)或者颅内压(提重物、便秘时)增高常是前半规管闭合不全的诱发眩晕的因素。

四、与饮食有关的诱因

高盐饮食、过度饮水可诱发梅尼埃病。奶酪、巧克力、咖啡因、红葡萄酒、柑橘类水果、某些香水、运动、性生活、月经期、睡眠不足可成为偏头痛及前庭性偏头痛的诱发因素。

五、高度紧张和过度换气

高度紧张和过度换气是惊恐发作或过度换气性眩晕的常见诱发因素。心理或情绪压力常为梅尼埃病、惊恐发作以及偏头痛及前庭性偏头痛的诱发因素。

六、乘车、乘船、乘飞机

乘车、乘船、乘飞机是运动病的常见诱发因素。因视觉与前庭信息不匹配而产生,常常在事件之后还有症状,在经过数天较长时间海上行程之后,会产生好像还在海上的翻滚摇摆的感觉,这是在较长时间持续性刺激后产生的前庭适应,需要在回到稳定的地面后经过前庭再适应才会消失。但少数病人会持续这种症状达数周甚至数年。

七、头部外伤和手术

头部外伤和手术可能与某些创伤性损害引起的眩晕有关。例如,脑震荡综合征和耳部手术造成的某些耳部结构损伤,常有创伤和手术病史可循。

八、感染

感染(病毒感染、耳部感染、脑膜炎)是造成迷路炎和前庭神经炎的诱因。由于病毒感染有时呈非特异性且不敏感,一半病人可能无此明显病史叙述。

九、心脑血管病史和血管性风险因素

血管病风险因素包括:年龄、短暂性脑缺血发作、高血压、高凝状态、高血脂、肥胖、吸烟、不健康生活方式、情绪压力、心脑血管疾病家族史等。

第五节　伴随症状

伴随症状指眩晕发作时可能伴随的其他症状。这些伴随症状可能有助于发现疾病的病源,但是要注意这些伴随症状的存在方式和眩晕发作是否存在着内在的联系。

1. 耳鸣、听力下降、耳闷胀感:梅尼埃病、突发性耳聋、自身免疫性内耳疾病、听神经瘤。

2. 头痛、畏光、视觉先兆:前庭性偏头痛。

3. 复视、语言肢体功能障碍、感觉障碍、吞咽困难、共济失调:后颅窝病变(包括后循环缺血、出血、脱髓鞘、肿瘤等)。

4. 黑蒙、晕厥:直立性低血压、心律失常、血管迷走反射病变。

5. 焦虑、抑郁、失眠、心悸:精神心理性疾病。

第六节 各类病史

进行全面详细、真正反映眩晕发生发展全链条的有效病史采集,尤其是结合现病史和既往史,更有助于定性诊断,能够为诊断、鉴别诊断提供非常重要的线索和依据,70%的眩晕患者可以明确诊断的方向。

一、现病史

详细地采集患者就诊症状的发作性质、持续时间、诱发因素(自发发作还是诱发发作)、伴随症状(尤其是听力及神经系统症状)、发作频率等。

二、既往病史

主要指一些可能与眩晕有关的既往病史,各种耳科疾病如中耳炎、耳膜穿孔、耳鸣、耳聋、耳部手术外伤等。吸烟、高血压、糖尿病、高脂血症、心脑血管病史,可能提供血管病风险因素的线索,血管性风险因素越多,卒中再次发作的概率越高。有乘车船晕病史可能与运动病有关。偏头痛可出现在前庭性偏头痛发作若干年前。

三、药物史

指目前既往或正在服用的药物里是否有引起头晕不良反应的药物。据报告具有引起头晕不良反应的药物几乎占所有药物的25%。有引起眩晕/头晕不良反应的药物主要分两大类:

1. 作用于外周前庭系统的药物:其中以神经耳毒性药物为主(抗癌化疗药物和抗生素类药物)。

2. 作用于中枢神经系统的药物主要为具有中枢性镇静抑制作用的一类,如抗癫痫、抗焦虑、抗组胺类药,其他如抗高血压药、抗抑郁症药物。

四、家族史

家族遗传因素,对诊断偏头痛及前庭性偏头痛非常重要。约60%的偏头痛患者有家族史,其亲属出现偏头痛的风险是一般人群的3~6倍,不同外显率及多基因遗传特征与环境因素的相互作用。偏头痛病人的家族史应当询问家族四代如父母双亲、父母及其兄妹、患者兄妹、患者子女。

为了便于临床操作,总结了以下问诊内容,见表2-1。

表2-1　问诊内容

1. 你的眩晕是下列的哪一种？ 如周围景物天旋地转、自己转动、漂浮性、摆动性、站立不稳、眼前一片黑暗、意识丧失等。

2. 眩晕严重到什么程度？ 如正常生活、不敢睁眼起床、不能行走、卧床等。

3. 这一生中第一次出现眩晕是什么时候？ 最后一次眩晕是什么时候？

4. 这一生中眩晕发作只有一次还是2次以上？

5. 眩晕发作的频率？ 如一天、一周、一月、一年多少次？

6. 在什么情况下出现眩晕症状的？ 如是否有先兆、活动中、走路时、睡醒翻身时、床上坐起时、突然站立时、其他等。

7. 每次眩晕从天旋地转到转动停止持续了多长时间？ 如一瞬间、小于1分钟、几十分钟到数小时、一天、一天以上。

8. 眩晕发作时或出现眩晕前后有什么伴随症状？ 如耳聋、耳鸣、耳闷胀感、头痛、偏头痛、昏迷、复视、面部肢体麻木、说话困难、恶心、呕吐、畏光、畏声、视觉先兆等。

9. 眩晕发作前是否疲劳过度、精神压力大、心理刺激、睡眠不足、饮酒、感冒发热或其他诱因？ 是否与进食某些食物有关,如巧克力、红酒、奶酪等？

10. 现在和过去吃过什么药物？ 如降压药、睡眠药、止痛药、精神类药、抗癫痫药、其他等。

11. 慢性病和既往病史如中耳炎、心脏病、头外伤、脑血管病、糖尿病、精神疾病、晕车等。

12. 喝酒、吸烟史。

13. 是不是过敏体质。

14. 家族四代(如父母双亲、父母及其兄妹、患者兄妹、患者子女)中,是否有偏头痛及眩晕病史。

附：科普文章

抓住眩晕鉴别诊断的"七寸"

(《健康报》2012 年 08 月 08 日)

根据疾病发生的部位,眩晕可分为前庭周围性眩晕和前庭中枢性眩晕,两者的临床表现、辅助检查、治疗及预后等完全不同。相对而言,周围性眩晕发生率更高,占 70% 以上,其中耳石症的发病率居单病种首位,其次为梅尼埃病和前庭神经元炎;中枢性眩晕占 10% ~ 20%;精神疾病和全身疾病相关性头晕分别占 16%;尚有少数的眩晕原因不明。

一、前庭周围性眩晕

1. 耳石症——头位变化后 1 分钟内的眩晕。

耳石症即良性发作性位置性眩晕,为最常见的眩晕症,约占所有眩晕症的半数以上。20 世纪八九十年代医学界才认识并确立了耳石症的治疗方法,但目前公众及临床医生仍对其认识不足,致使本病在基层医院诊断率不足 10%,甚至零诊断。因此,有必要在全国范围内更新眩晕观念,让人们像认识感冒一样认识耳石症。

此病发病年龄在 30 ~ 60 岁,以老年人多见。通常头位变化后 1 ~ 15 秒才出现眩晕(潜伏期);眩晕具有明显的旋转感,视物旋转或闭目自身旋转(旋转性),无耳鸣、耳聋;眩晕在不到 1 分钟内自行停止(短暂性);头位回到原来位置可再次诱发眩晕(重复性)。

耳石症患者头位或体位试验阳性可能是唯一的体征,Dix - Hallpike 试验诊断后半规管和前半规管耳石;Roll - Test 试验诊断水平半规管耳石。

2. 前庭神经元炎——病毒感染后数天眩晕。

前庭神经元炎可能因病毒感染前庭神经末梢、前庭神经元、前庭神经引起。本病多发生于 30 ~ 50 岁的人群,病前有病毒感染史,突然眩晕,常持续 24 小时以上,有时可达数天,伴随剧烈的呕吐、心悸、出汗等自主神经反应。无耳鸣、耳聋,大多在数周后逐渐恢复,查体可见明显的自发眼震,多为水平性或旋转性。前庭功能检查显示病耳前庭功能低下。可应用激素药物予以解除。

3. 梅尼埃病——伴随听力损害、耳鸣的数小时眩晕。

梅尼埃病病理机制多与内淋巴积水有关。此病无性别差异,首次发病小于20岁或大于70岁者少见。其发作性眩晕两次或两次以上,持续20分钟至数小时。常伴自主神经功能紊乱和平衡障碍,无意识丧失。患者可出现波动性听力损失,早期多为低频听力损失,随病情进展听力损失逐渐加重,至少1次纯音测听为感音神经性听力损失,可出现重振现象;可伴有耳鸣或耳胀满感;前庭功能检查可有自发性眼震或前庭功能异常。此外,诊断前需排除其他疾病引起的眩晕。临床早期为间歇期听力正常或有轻度低频听力损失;中期除2千赫兹外,低、高频率均有听力损失;晚期为全频听力损失达中重度以上,无听力波动。

二、前庭中枢性眩晕

1. 后循环缺血——单纯眩晕症状很少见。

后循环又称为椎基底动脉系统,后循环缺血(PCI)包括后循环的TIA和脑梗死。PCI患者中54%~73%会出现眩晕,20%出现眼震,同时合并与缺血部位相关的一系列组合症状和体征,不足1%的患者出现单一症状,单纯的头晕、眩晕等很少由后循环缺血所致。

如小脑或脑干梗死,病初可出现发作性眩晕,经常并发延髓性麻痹、复视、面瘫、面部感觉障碍等脑神经损害的表现,有时并发霍纳征。影像学检查可见椎基底动脉系统的大血管重度狭窄或闭塞。

2. 锁骨下动脉盗血综合征也需关注,其临床表现往往有两种情况。一种为眩晕、视力障碍或小脑性共济失调,另一种为患侧上肢无力、桡动脉搏动减弱和收缩压较健侧下降20毫米汞柱以上。超声、TCD、CTA、MRA和DSA可明确诊断。临床可通过介入或手术重建锁骨下动脉的正常血流。

3. 后颅窝疾病也是引起眩晕的常见原因之一,这些疾病包括脑桥小脑角综合征(肿瘤、蛛网膜炎)、小脑病变、脑干病变、Brun征。

三、鉴别要点

1. 头晕、眩晕是后循环缺血的常见表现,但头晕、眩晕的常见病因却并不是后循环缺血。

2. 对以体位性眩晕为主诉者,一定要进行 Dix – Hallpike 试验和 Roll – Test 试验,确定是否存在耳石症;耳石症是最常见的眩晕性疾病,手法复位十分钟可迅速治愈。

3. 颈椎骨质增生不是 PCI 的主要原因,以往存在头颈转动使骨赘压迫椎动脉产生缺血的误区。有句名言:"只有血管压骨头,没有骨头压血管。"

4. 大量的所谓颈性眩晕,实际上很多为耳石症,没有理由将颈椎检查作为诊断眩晕或 PCI 的常规检测。

5. 所有头晕病例中,有 16% 是精神、心理病因引起的,而原因不明的长期头晕患者中,精神因素占到40% 。

6. 基底动脉延长症是长期头晕的原因之一。

（《健康报》记者衣晓峰整理）

第三章 眩晕诊室或床旁前庭功能常规检查

正常人头部处于静止状态时,双侧前庭神经元向中枢发出的静态信息相等,当一侧前庭器受损时,产生双侧传入的信息不等而出现前庭损害症状。

眩晕患者的临床体征主要基于前庭—眼反射和前庭—脊髓反射,常表现为各种眼球震颤、前庭—眼球反射异常、眼偏斜反应和步态异常。

眩晕的这些临床体征,医生在诊室或床旁通过对患者的静态或动态检查而发现,这是建立在长期大量基础研究和临床实践基础之上形成的一整套行之有效的前庭系统、眼动系统、平衡系统的诊室或床旁常规检查法,虽不是定量检查,但可确定病变侧别及前庭障碍的程度,为眩晕诊断提供可靠依据,是眩晕完美诊断的第二步,可以迅速解除患者眩晕的痛苦,同时节约了患者和医保的大量经费,例如,大量耳石症患者的手法复位治疗只需要一张诊察床,达到零消耗。其适合于各级医院,尤其是基层医院以及任何诊疗场所,是任何现代高尖设备(CT、核磁共振成像、电生理检查等)无法代替的,在许多国家的临床中广泛应用。

与发达国家相比,我国的眩晕临床实践,目前仍落后的比较突出,在全国范围内开展眩晕专业化建设,实现眩晕精准诊疗常态化刻不容缓。应当借鉴全国的胸痛中心、卒中中心的建设,推动眩晕事业的发展。

全面推广眩晕诊室或床旁常规检查法的必要性。目前,医生缺乏全科的眩晕知识,基础理论知识匮乏,神经科医生不熟悉周围前庭系统,而耳科医生不了解前庭中枢,习惯于本专业的思维模式和查体的局限性,缺乏一个从眩晕学整体观念出发的理念,往往遗漏重要的眩晕查体的基本内容,存在着大量误诊的危险。在全国范围内对神经科、耳科医生全面推广规范的眩晕诊室常规检查法,是眩晕学发展的需要,也是我们目前所面临的最为突出和急待解决的问题。

根据近20年一些具有代表性和规范化的眩晕床旁检查法的一体化框架

（图3-1），分为六个部分，是常规查体不可缺少的内容，通过前章叙述的全面详细的病史采集结合本章叙述的规范化眩晕床旁检查，综合分析达到识别外周性损害、中枢性损害以及非特异性损害的诊断目的。

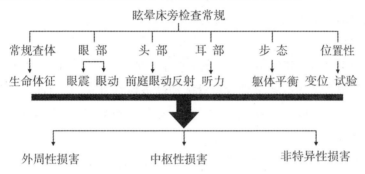

图3-1　眩晕常规检查框架

以下介绍几种医生在诊室或床旁对患者的静态或动态主要检查（即常规查体、看一看、摇一摇、翻一翻、踏一踏、听一听）。

第一节　常规查体

某些眩晕往往是全身性疾病的一个表征，常规查体包括生命体征的改变可提示与眩晕发作有关的线索。

一、意识

出现意识障碍之前有眩晕发作，应高度考虑脑部疾病，尤其是脑血管病，主要是后循环缺血以及脑出血。

二、眼部检查

1.静态视敏度（视力）：询问患者眩晕发作是否伴有视力异常，检查视力表。

2.视野：往往在后循环缺血等枕叶损害时出现象限盲。

3.眼睑：是否有下垂。

4.眼裂：是否缩小，如果同时合并同侧瞳孔小、眼球内陷、球结膜充血、额部无汗，提示颈交感神经损害，见于延髓背外侧综合征。

5.眼位：观察静止时眼位是否正常，如果出现眼位偏斜、复视，提示眼外肌麻痹或共同偏视等。

6. 瞳孔:检查瞳孔大小及对光反射。

7. 辐辏运动:在眩晕患者中评估辐辏运动并不重要,但须强调的是眼球辐辏运动会增强眼震的幅度,因而更易被检查出来。60 岁以上人群的辐辏运动消失属正常现象,年轻人往往提示中脑病变。

三、血压

1. 两臂坐位血压测量:两臂坐位血压之差大于 20 毫米汞柱,提示血压低的一侧锁骨下动脉狭窄导致锁骨下动脉盗血综合征,是引起后循环缺血性眩晕的常见原因。同时,在锁骨上窝、双侧颈动脉区域可以听诊闻及相应的血管杂音。

2. 卧立位血压测量:测量卧位血压后,嘱患者站立,再测量立位血压,检查是否存在体位性低血压,可诱发眩晕发作。诊断标准是站立时收缩压比卧位时降低 20 毫米汞柱以上。

四、心脏检查

心脏病可诱发心源性眩晕,应注意检查心率、心律、心脏杂音、心功能状态。

第二节　眼球震颤:这是最先需要做的检查！（看一看）

常言道:眼睛是心灵的窗户,同样,眼睛也是我们诊治眩晕的窗户。在确切的病史问诊之后,就是对患者进行体格检查,医生最先、最着重检查的部位就是眼睛,借以判断患者的平衡功能是否正常,尤其是眼球震颤的各种表现,就像汽车自动仪表盘显示故障信息一样,我们可以判断眩晕的大致原因,这就需要我们对眼球震颤的密码进行深入解读。

眼球震颤是一种不自主、有节律性、往返摆动的眼球运动,简称眼震。

眼震方向分为水平型、垂直型、旋转型等,以水平型为常见。当两侧前庭功能不对称时,便会出现眼震现象,其中眼震的方向对于判断前庭功能亢进抑或低下具有重要的参考价值。

眼震由慢相(缓慢偏移)和快相(快速回位)组成,通常以快相方向表示眼震方向,一个水平性眼震,如果快相朝向右侧,称为右相眼震。快相为代偿性恢复注视位的运动。外周性前庭疾病时,患者朝向快相注视时,这类眼震的振幅增强,而朝向慢相方向时,眼震的幅度降低,这个规律就是亚历山大定律。倘若符合这个规律,这种眼震就有提示了眩晕是周围性病变。其实,慢相多是前庭功能低下的一侧,而中枢神经系统主要是控制眼震的快相,外观上,这种眼球运动犹如跳跃一般,也称为跳跃性眼震。倘若眼震没有这种快慢相,如同钟表摆动一样,则称为钟摆性眼震,这是由于中枢性病变时,眼震的快相消失,没有了快慢相的差别,预示着中枢性疾病引发的眼震。

　　眼震强度分3级。1级:仅在眼震快相方向注视时才能观察到眼震;2级:在眼震快相方向注视和原位固视同时观察到眼震;3级:在眼震快相方向、原位固视以及慢相方向注视均可观察到眼震。

　　常由视觉系统、眼外肌、内耳迷路及中枢神经系统的疾病引起。眼球震颤不是一个独立的疾病,而是某些疾病的临床表现。

一、病因

　　1.眼性眼球震颤:指黄斑部中心视力障碍,是注视反射形成困难而形成的眼球震颤。

　　(1)生理性注视性眼球震颤包括斜性眼球震颤、视觉动力性眼球震颤和隐性眼球震颤等。

　　(2)病理性注视性眼球震颤包括盲性眼球震颤、弱视性眼球震颤、职业性眼球震颤等。

　　2.前庭性眼球震颤。

　　3.中枢性眼球震颤。

　　4.先天性特发性眼球震颤。

　　我们这里重点讲述前庭性眼球震颤和中枢性眼球震颤。

二、自发性眼球震颤的检查

　　1.直视自发性眼震(原位固视):接诊眩晕的第一时间,首先要观察的项目就是自发性眼震。

　　首先,观察患者眼睛的时候,不要给予任何的前庭诱发刺激,例如摇动或扭转头和颈部。这种状态下,医生将自己的食指伸出,距离患者眼前30厘米,要求患者直视医生的食指,我们所能够看到的眼震叫作自发性眼震。

需要记录眼震的方向:水平、垂直、旋转(扭转)或混合型,以及眼震快相、慢相。

2.凝视诱发性眼震:如果存在自发性眼震或者没有自发性眼震的情况下,用左右凝视的方法观察眼震是否出现或消失,即凝视诱发性眼震。

检查方法是医生将自己的食指伸出,距离患者眼前30厘米,分别左右偏斜30°的情况下,观察是否出现眼球的震颤。假如眼球偏离中线的角度大于30°,可能造成眼球的过度偏斜,出现极性眼震,属于生理现象。出现凝视诱发性眼震时,需要记录眼震的方向:水平、垂直、旋转(扭转)或混合型,以及眼震快相、慢相。同时注重观察以下2项:

(1)眼震方向的变化:

①前庭周围性病变:损害多在一侧,其眼震多为单侧性,无论向哪一侧注视,眼震方向不变,慢相侧代表病侧。

②前庭中枢性病变:因其损害机制各不相同,眼震方向可随注视方向改变而改变。例如,脑干神经整合中枢损害或小脑神经整合中枢优化调节障碍导致凝视性眼震。凝视性眼震在向不同侧注视时,自发性眼震的方向会随时发生改变。

(2)眼震强度的变化:

①前庭周围性病变凝视时眼震减弱或消失,因为当人体持续注视眼前的某一个目标时,便启动了中枢神经系统的抑制作用,进而造成的前庭周围性眼震明显减弱或消失,我们称为凝视性抑制。

②前庭中枢性病变凝视时眼震不能减弱或消失,甚至增强,由于中枢神经系统存在着损害而不能产生凝视性抑制所致。

三、中枢性自发性眼震类型

识别中枢性自发性眼震在眩晕诊断过程中至关重要,可以及时鉴别中枢性恶性眩晕而挽救生命,是降低系统性风险的保证。

凝视性眼震、反跳性眼震、下向眼震、上向眼震等均属于固视性眼震,尤其在原位固视时出现,大多是中枢性病变,常见于脑干、小脑病变。

1.凝视性眼震:向不同方向注视时,眼震方向发生改变,脑干、小脑病变致凝视麻痹。

2.反跳性眼震:向一侧注视 10 秒后,眼球迅速回到原位,出现与侧方固视方向相反的眼震,即眼震方向在眼球从不同方向回到原位时改变,是小脑绒球和绒球旁叶异常。

3.下向眼震:自发性眼震方向垂直朝下,双侧小脑尾侧病变。

4.上向眼震:自发性眼震方向垂直朝上,中线脑干病变。

5.旋转性眼震:自发性眼震方向为旋转性。

6.分离性眼震:一侧眼外展时水平眼震伴对侧眼内收不能,脑干中线病变致核间性眼肌麻痹。

7.周期交替性眼震:眼震方向每几分钟周期性改变,即眼震在一个方向逐渐减弱,出现一个眼震零区间,然后出现另一个方向的眼震,是小脑小结叶损害体征。

8.跷跷板眼震:两眼交替出现向上内旋或向下外旋的眼震,见于脑干 Cajal 间质核附近损害。

四、前庭周围性眼震与前庭中枢性眼震区别

见表 3-1。

表 3-1

	前庭周围性眼震	前庭中枢性眼震
眼震慢相波形	常速型	速度递增/递减型
眼震旋转轴向	水平带旋转性	纯垂直/纯旋转性
眼震注视方向	单一方向,不随注视方向改变	方向随注视方向改变而改变
眼震固视抑制	被固视抑制	不被固视抑制
常见病变部位	内耳/前庭神经	脑干、小脑

第三节　眼动检查(动一动)

一、平滑跟踪

平滑跟踪是指眼睛以与运动目标相匹配的速度追随运动目标并使其稳定地处于视网膜中心凹的眼球运动。嘱患者双眼注视并跟随距离眼前 30 厘米的移动着的指尖或笔尖(视靶),视靶从患者一侧 30°角到另一侧 30°角的移动,时间大约 5 秒(或从上到下),正常人的眼球运动轨迹是平滑的,眼球

运动轨迹出现齿轮样的扫视动作或在左右方向上呈现明显的不对称,提示中枢病变,见于视觉皮层、颞中上回、额叶眼球运动区、脑干、小脑等病变。

二、扫视眼动

双眼在位于两侧(或上下)30°的指尖等视靶之间来回迅速的扫动。正常人眼球运动迅速并准确地盯紧视靶,异常者表现为扫视过度或扫视减慢。

扫视过度见于小脑蚓部或小脑脚病变;水平扫视减慢见于同侧脑桥旁中央网状结构病变;垂直扫视减慢常见于内侧纵束头端间质核损害。

第四节　头动检查(摇一摇)

头动可引起内淋巴流体动力学改变,前庭终末感受器感受到的刺激可通过前庭眼动反射(VOR)表现出来,因此,头动检查是重要的前庭动态功能状态检查方法。这里,我们主要介绍高频 VOR 检查方法头脉冲试验即甩头试验。

一、甩头试验

甩头试验是床旁了解前庭功能的主要方法之一,不仅操作简便,而且也具有较高的特异性,能够直接反映外周前庭感受器的功能状态是否正常。直到 1988 年才被医学界认识,但至今在临床上没有充分认识和广泛应用。

1. 测试方法。

如图 3-2 所示,受试者取坐位、头前倾 30°,测试者面向受试者,双手固定受试者头部,要求受试者双眼固视前方,以测试者鼻部为视靶。检查者以连续不断的、突然的、尽可能快的速度将受试者头部向一侧甩动,角度约为20°,尽可能使受试者无法预测头部甩动方向和试验开始时间。甩动停止后,观察受试者眼球运动情况。

2. 结果判断。

①双侧前庭眼反射功能对称正常时,无论头部如何转动,受试者始终能注视视靶,眼球会一直停留在检查者的鼻子上,如图 3-2 A、B 所示,向左侧快速转头,眼球依旧注视在视靶上。实际上,随着头部向一侧转动,造成同侧前庭感受器的兴奋,引发同侧内直肌和对侧外直肌收缩,导致眼球朝向头部转到的反方向移动,从而保持了前面视靶在视网膜中的成像稳定与清晰,

这就是前庭眼动反射的表现之一。

②单侧前庭功能下降时,头部向患侧旋转后,眼球也随之朝向患侧方向移动,偏离前面的视靶(如图3-2 D),然后,眼球会重新出现快速朝向健侧注视的扫视性眼运动——眼急跳,迅速返回视靶上面(如图3-2 E),这种眼球随着头动而发生偏离视靶的现象,称为甩头试验阳性。如图3-2 C、D、E所示,向右侧快速转头的表征。

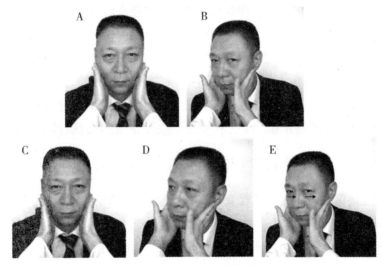

图3-2 甩头试验

③临床意义。

在水平方向进行的甩头试验,主要测试双侧水平半规管的高频功能状态。例如,当头部向左侧甩动时,甩头试验(+),常提示左侧水平半规管功能下降。

甩头试验对前庭功能完全丧失的敏感性和特异性均是100%,但对不完全性前庭功能低下的敏感性为34%~75%,特异性为85%~100%。

甩头试验一般用于检测单侧周围性前庭功能低下,特别是急性期病变。分析时需注意结合病史及其他检查结果。该试验对慢性的、代偿性的、不完全性单侧前庭功能损失,常显示阴性。

临床中若甩头试验阴性,是不能完全排除外周前庭受损的可能,因为常与操作者方法不当有关,也可能与外周前庭受损较轻有关,可进一步联合双温试验、踏步试验综合评估患者外周前庭功能是否受损。值得注意的是,最近报道床边 9% ~39% 甩头检查为阳性结果为小脑和脑干卒中患者。

二、动态视敏度

动态视敏度是检查双侧前庭功能减退(双侧前庭病)最简单有效的诊断方法,是眼睛在观察移动目标时,捕获影像以及分解、感知移动目标影像的能力。

在相应固定的距离进行静态视力和动态视敏度检查。

首先检查患者静态视力,即检测患者双眼能看清视力表最低一行的视力作为基础视力,然后检查者站在患者身后,以 1 ~2 赫兹的频率连续左右转动其头部,同时检测在头部转动过程中的视力,如果视力比静止时下降 3 行,提示存在前庭—眼动反射功能减退;如果下降更多,则可确定患者具有明显的前庭—眼动反射功能异常。常见于双侧前庭病出现的视震荡,具有诊断价值。

第五节 变位性试验(翻一翻)

变位性试验是通过头位改变、体位改变进行检查的方法,是诊断眩晕患者的基本内容。

良性自发性位置性眩晕(BPPV)是导致眩晕最常见的疾病,几乎占眩晕总数的半数,尽管现代科技发展、检查仪器众多,但只有变位性试验是确诊 BPPV 的唯一手段。其他可能引起迷路损伤的疾病如梅尼埃病、偏头痛、前庭神经炎、突发性耳聋等,可以造成继发性 BPPV,进行变位性试验是非常必要的。详见第四章的有关叙述。

在进行变位性试验时,应注意以下要点:

1. 首先确定患者无颈部疼痛、颈部受限或转颈及变位性试验的禁忌证。

2. 首先检查患者是否有自发性眼震存在。

3. 告知患者在检查过程中出现眩晕,不要恐惧,应当努力睁眼并尽可能双眼居中注视前方;如果眼球不停转动,影响观察眼震变化。

4. BPPV 变位性眼震的潜伏期为 4 ~5 秒,少数甚至长达 15 ~20 秒,为了达到变位性试验准确,需要耐心观察。

5. 应该对双侧进行变位性试验,避免漏诊。

诊断 BPPV 的变位性试验主要有 Dix‐Hallpike 试验和 Roll‐test 试验。

一、Dix‐Hallpike 试验

由 Dix 和 Hallpike 于 1952 年首先提出并描述,是确定诊断后半规管或前半规管 BPPV 金标准。眩晕和眼震的出现具有疲劳性。具体操作步骤如下(以右侧为例):患者坐于检查床上,检查者位于患者后方或前方,双手把持其头部,向右转 45°,保持此体位不变,迅速将体位改为仰卧位,头向后悬垂于床外,与水平面呈 30°,头位始终保持 45° 不变,观察眩晕和眼震情况。由于眩晕和眼震的出现存在潜伏期,检查时本体位需保持 30 秒。后半规管 BPPV 患者常于患耳向下时诱发出眩晕和眼震。眼震为垂直扭转性,眼震快相垂直于头顶(上跳性眼震)。重复多次检查变位性试验可出现眩晕和眼震的疲劳性。因为前半规管 BPPV 罕见,这里不再叙述。

二、Roll‐test 试验(滚转试验)

其是确定水平半规管 BPPV 常用的方法。具体操作步骤如下:患者平卧于检查床上,垫薄枕使头前倾 30°,可以根据患者的病情和检查者的习惯,首先向左侧还是右侧快速转头。每个位置均要注意观察眼震,并记录眼震的方向和持续时间,水平半规管 BPPV 为水平方向眼震。以右侧水平半规管管结石症为例,向双侧转头均可出现向地性眼震,但以右侧转头时眩晕和眼震更为明显,据此来判断侧别。而水平半规管壶腹嵴帽结石症患者,患耳向上或向下时,眼震方向为背地性眼震(离地性眼震),眼震较弱的一侧为患侧。

第六节　步态检查(踏一踏)

眩晕患者常常伴有姿势、步态的失衡、偏斜,可为潜在的前庭功能损伤提供重要的线索。需要注意的是,造成步态异常和躯体平衡障碍的因素很多,需要同时对患者的心理因素、神经系统的肌力、肌张力、共济、步基、腱反射、深感觉、病理反射等进行检查,进行综合分析。

步态检查是基于前庭—脊髓反射原理的体征,功能异常表现为躯干和肢体在静态或动态时的偏斜或倾倒。

一、闭目直立试验(Romberg 试验)

在 1846 年 Romberg 描述脊髓结核患者闭目直立发生摇晃甚至跌倒,机

理在于患者深感觉障碍,闭目时又失去视觉的调节和代偿,发生跌倒,这是Romberg征的原始记录,后来也应用于前庭、小脑病变的检查。正常人直立时由前庭、深感觉、视觉向中枢传入信息,再由前庭反射性向躯体运动肌发出离心冲动,恒定维持肌张力,保持平衡。

1.闭目直立试验(Romberg试验):要求患者双脚并拢站立,睁开双眼,然后闭上眼睛去除视觉的校正作用。若睁眼时可以,闭眼时不能保持平衡,提示患者本体感觉(深感觉)受损、单侧前庭疾病或者严重的双侧前庭疾病。如果单侧前庭病变常向患侧倾倒,这是由于健侧前庭兴奋时同侧伸肌、外展肌及对侧屈肌、内收肌张力增强,向对侧(患侧)倾倒。若在睁、闭眼时都不能保持平衡,提示小脑功能障碍。在检查过程中要注意保护患者,避免跌倒。

2.闭目直立加强试验(Tandem Romberg试验):如果闭目直立试验不明确时,可加做闭目直立加强试验,嘱患者一只脚在前,另外一只脚的脚尖抵住前位脚的足跟呈前后一线站立,观察在睁眼、闭目时躯体平衡状态。至少维持站立姿势

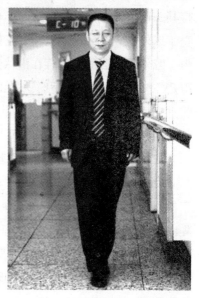

图3-3　闭目直立加强试验

30秒属于正常。临床意义同上述。见图3-3。

二、原地踏步试验

在动态平衡功能检查中,原地踏步试验有重要的临床价值。

检查时,要求患者闭眼后,在预定的点上原地踏步。

患者闭眼,双前臂和食指前伸并指向站在其前面的检查者食指,原地踏步30秒或50步,如存在单侧前庭病变,会逐渐偏离最初的原点位置,向前庭功能病变侧偏移,大于30°为阳性。小脑病变时可出现偏斜或前后不稳。在检查过程中要注意保护患者。反复的原地踏步试验可以观察患者偏斜方向是否具有可重复性和一致性。见图3-4所示,原地踏步试验向右侧偏斜大

于30°,说明右侧前庭功能病变。

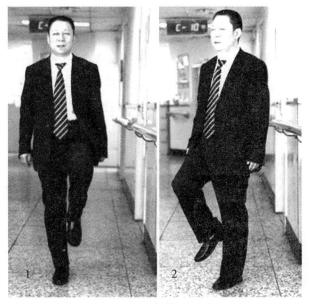

图3-4 原地踏步试验

第七节 听力检查(听一听)

临床上,应该对所有的眩晕患者进行听力检查和评估。因为主管听觉的耳蜗和主管平衡系统的前庭器官在内耳相毗邻。因此,内耳异常引起的眩晕经常会影响到相邻的听觉。患者往往由于强烈眩晕而忽略了耳鸣、耳聋症状,对诊断治疗造成错误影响。

听力检查按以下程序进行:

一、是否存在听力下降

1. 直接询问患者是否存在听力下降、丧失及耳鸣,听力下降、丧失及耳鸣是否与眩晕发作相关联。

2. 应用耳窥镜观察患者外耳道是否存在耳垢而影响听力。

3. 可以通过手表的嘀嗒声或拇指与其他手指间的摩擦声、弹响声来判断患者两耳听觉的不对称性和听力下降。

二、确定听力下降是传导性、感音性

音叉试验是门诊最常用的基本听力检查法。用于初步判定与鉴别耳聋性质是传导性聋或感音性聋。

林纳试验(Rinne 试验):林纳试验是比较同侧气导和骨导的一种检查方法。取 C256 的音叉,振动后置于乳突鼓窦区测其骨导听力,待听不到声音时记录其时间,立即将音叉移置于外耳道口外侧 1 厘米外,测其气导听力。若仍能听到声音,则表示气导比骨导时间长,即气导(AC)>骨导(BC),称林纳试验阳性(RT" + "),见于正常或神经性耳聋;反之骨导比气导时间长(BC >AC),则称林纳试验阴性(RT" - "),见于传导性耳聋,见图 3 - 5。

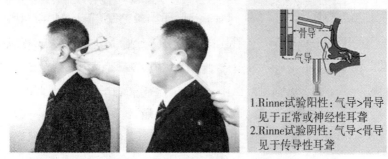

图 3 - 5　林纳试验(Rinne 试验)

2. 韦伯试验(Weber test,WT):又称骨导偏向试验,系比较两耳骨导听力的强弱。取 C256 或 C512 振动的音叉柄底置于前额或头顶正中,询问患者听到的声音是否位于头顶中间或哪一侧耳听到的声音较响,见图 3 -6。

Weber 试验声音位于头顶中间,为正常听力时;

Weber 试验健侧声音较大,即偏向健侧,则听力丧失为神经性耳聋;

Weber 试验耳聋侧声音较大,即偏向患侧,则听力丧失为传导性。

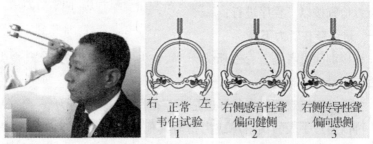

图 3 - 6　韦伯试验(Weber test,WT)

用以上方法测定听力,其结果应结合临床进行全面分析,才能判断耳聋的性质。

综上所述,通过眩晕床旁检查对鉴别周围性和中枢性前庭病变非常重要。急性期单侧周围性前庭病变主要会出现朝向病灶对侧的水平眼球震颤或水平旋转眼球震颤、向病灶同侧倾倒、可能阳性的甩头试验。见表3-2及图3-7。

表3-2　周围性眩晕和中枢性眩晕的鉴别

		周围性眩晕	中枢性眩晕
神经科	神经系统查体	复视、共济运动、感觉运动障碍等(-)	复视、共济运动、感觉运动障碍(+)
耳科	耳科检查	听力损害(+或-)	听力损害(-)
眼科	眼静态检查	眼侧倾(-)	眼侧倾(+)
		眼倾斜反应(OTR)(+)一过性	眼倾斜反应(OTR)(+)较持久
	眼震检查	从刺激开始有潜伏期	从刺激开始无潜伏期
		典型的单向	常双向,可能单向、单侧水平、垂直、扭转
		持续眼震、眩晕48小时内常消失	持续眼震、眩晕超过48小时
		疲劳性	无疲劳性
		凝视性抑制(+)	凝视性抑制(-)
		固视抑制完全(+)	固视不能抑制完全(-)
		温度试验(+)	温度试验(-)
	眼运动检查	扫视试验(-)	扫视试验(+)
		平滑跟踪(-)	平滑跟踪(+)
		视动性眼震(-)	视动性眼震(+)
头部	头动检查	摇头试验(+)	摇头试验(+)
		甩头试验(+)	甩头试验(-)
肢体	步态检查	原地踏步试验(+)	原地踏步试验(-)
体位	位置检查	位置眼震(+)	位置眼震(+)
	变位检查	变位眼震(+):BPPV	变位眼震(+):CPPV

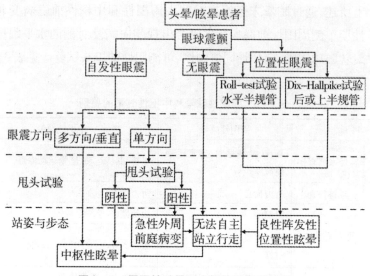

图 3-7　周围性眩晕和中枢性眩晕的鉴别

附:科普文章

首个"中国眩晕防治日"在哈启动
省内专家联动开展义诊活动

东北网6月9日讯(江丽波 记者 杜筱)6月9日,主题为"认识耳石,告别眩晕!"的首个"中国眩晕防治日"及"世界眩晕防治日"启动仪式及公益义诊在哈尔滨市第一医院举行,倡导让人们像认识"感冒"一样认识耳石症,告别眩晕!

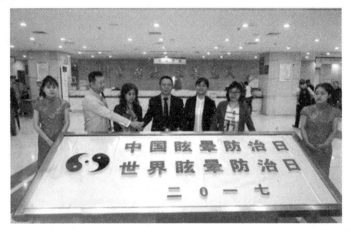

据黑龙江省中西医结合学会眩晕病分会会长、哈市第一医院神经内科二病房主任王中卿介绍,眩晕主要是一种运动错觉,感觉天旋地转、漂浮感、平衡障碍或"醉酒感"等症状。眩晕症虽在国内高发多年,但漏诊、误诊率依然居高不下,是临床发病率极高的门诊三大疑难主症之一。引起眩晕的原因非常复杂,人群眩晕发病率为5% ~8%,按目前中国人口14亿计算,每年发病率达1亿人之多,其中,耳石症约占眩晕症总数的一半,所以今年活动的主题就是:认识耳石,告别眩晕。

耳石症是临床上最常见的眩晕症,就像"感冒"一样非常普遍。其特点是清晨在床上左右翻身、起身或躺下时,即在体位变动后突然眩晕,历时数十秒,是由于老化、外伤、酗酒、劳累、失眠、手术等因素而诱发耳石脱落,在重力作用下流落到某一半规管里,随着头部的活动而移动并刺激神经末梢,导致剧烈眩晕。

目前耳石症的状况是一高三低:发病率高,知晓率低、诊断率低、耳石复位率低。眩晕症诊断极易与"脑缺血、颈椎病"等混淆,误诊误治时有发生。因此成立"中国眩晕防治日"及"世界眩晕防治日"可以对公众及医务人员进行眩晕知识的科普教育,同时使眩晕精准治疗常态化,造福国内外亿万眩晕患者。

黑龙江省其他地市同步进行首次"中国眩晕防治日"及"世界眩晕防治日"纪念活动。

第四章　耳石症（良性阵发性位置性眩晕）

耳石症，又称良性阵发性位置性眩晕（缩写为 BPPV）是一种阵发性、由头位变动引起的伴有特征性眼震的短暂的发作性眩晕，是最常见的前庭性疾病。并非所有头动都引起 BPPV 发作，只有与重力垂直线夹角有变化的头动才能出现症状。

BPPV 是位置性前庭综合征（PVS）的一种，PVS 是由头位相对于重力空间位置改变之后（即达到新头位之后）诱发的一组以前庭症状为主要特点的综合征。PVS 可分为外周性（主要以 BPPV 为主要代表）和中枢性（主要以中枢病变致位置性眩晕如小脑病变）。

早在 1921 年，匈牙利医生 Barany 就描述了一种以发作性眩晕为特点的症候群，尤其是将患者头部摆放在与重力相关的特定位置时发病，持续时间很短，病程多有自限性。1952 年 Dix 和 Hallpike 重新确定了这个综合征，将其称为良性阵发性位置性眩晕（ Benign Paroxysmal Positional Vertigo ，简称 BPPV ）。他们发现仰卧后向一侧侧头引起旋转性眼震时，这侧耳就是眩晕责任侧，并确立了 Dix – Hallpike 试验。1988 年，德国医生 Alan Semont 提出 Semont 法治疗后半规管 BPPV，1992 年在美国分别确立了 Epley 法治疗后半规管 BPPV，现广泛接受，多可一次治愈，1996 年由 Lempert 等设计的水平半规管 BPPV 复位方法较为常用，称为 Lempert 法（ Barbecue 翻滚法）。至此，BPPV 得到了全面的诊断治疗。由头部姿势改变让耳石顺利移出半规管返回到原始所在的"岗位"——椭圆囊内，是唯一有效的治疗方法，是近代人类对眩晕认识的革命性的突破！20 年过去了，在信息如此快捷的时代里，我国对 BPPV 的诊治不容乐观。

我对 BPPV 诊断治疗八年的体会，认为 BPPV 是一个非常神奇的疾病，是发病率最高的眩晕症，几乎占所有眩晕症总数的 50%，就像感冒一样非常常见，只需一张诊察床，不打针、不吃药，90% 的 BPPV 患者手法复位治疗几分钟即可达到神奇般的治愈；而现状是，公众对 BPPV 的知晓率甚低，而误诊率却最高的疾病,常常被指鹿为马,频繁往来于门急诊与住院处之间,动员所有的高科技设备和各种药物进行诊断治疗,消耗几千甚至上万元,几乎很少有人动手检查一下BPPV的变位性试验和手法复位,大多数BPPV的耳石在大家忙碌了一到两周后,又神奇般地融化、归位而自愈了!

下面我们就庖丁解牛,认识一下这个神奇的疾病!

第一节　前庭结构和发病机制

外周性前庭器官的解剖结构特点,决定了BPPV的发生。

前庭感受器由内耳的三个半规管(水平、前和后半规管)和两个耳石器(椭圆囊、球囊)组成,见图4-1。

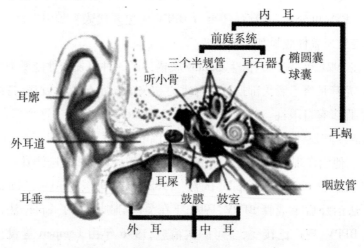

图4-1　外周性前庭器官的解剖结构

耳石器与三个互相垂直的"C"形半规管相连,其间充满循环的液体,就像锅炉连接的散热管一样(不过这三个"散热管"是互相垂直的)。如果感受直线加速度的耳石器囊斑上的耳石脱落移位进入感受旋转角加速度的半规管内,这些脱落的颗粒在体位活动时,刺激、撞击半规管的感受器神经末梢即产生眩晕发作,即BPPV。

一、耳石器(椭圆囊和球囊)

1.结构:是前庭内形成的两个球形腔隙。椭圆囊和球囊的感觉区域是囊斑。椭圆囊斑和球囊斑的表面被覆耳石膜,由一层黏多糖类的物质和耳石(碳酸钙结晶颗粒,直径0.5~30微米)组成,就像用水泥铺的鹅卵石地面一样,更像餐厅里的皮冻,耳石膜覆盖在毛细胞的纤毛顶部,见图4-2。

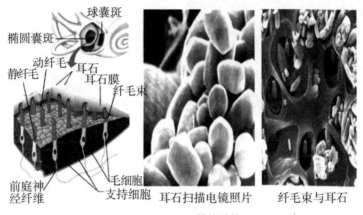

图4-2　耳石器的结构

2.功能:

椭圆囊斑几乎呈水平位置,如人在启动加速奔跑时,耳石惯性滞后,并向相反方向位移,位移的距离大小,决定于加速度增加的快慢,呈正相关,同时,这种耳石位移带动感觉神经末梢毛细胞的偏移,通过前庭神经传达到大脑中枢区域,感受头部水平加速度的变化;而球囊斑呈垂直状,感受头部垂直加速度的变化,如电梯启动时加速(参见第一章)。

通常,这种所谓的耳石颗粒结晶体被黏多糖黏附并植入在囊斑上面,不能够游走到半规管内。耳石自然降解后,被迷路的位于椭圆囊和壶腹嵴附近的暗细胞主动性再吸收,溶解或几周后回到前庭内,并不引起任何症状。

二、三个半规管

1.结构:三个半规管是膜性管腔,横截面积0.4毫米,各形成2/3的圆弧结构,直径5.0~6.5毫米。它们依次排列形成协调的系统(图4-3)。

人体站立时水平半规管与水平面向上形成30°夹角,这个解剖特点,决定了在平卧做温度试验和手法复位时,头垫枕抬高30°,使水平半规管与地面垂直(图4-4)。

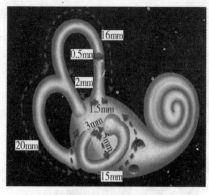

图4-3 半规管结构

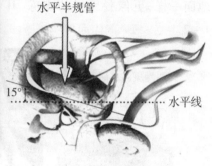

图4-4 水平半规管与水平夹角

前半规管和后半规管都呈垂直位,彼此之间存在相切关系,左上半规管和右后半规管、左后半规管和右上半规管的空间平面呈平行关系,后半规管与中线呈45°夹角(图4-5)。这个空间特点决定了做 Dix-Hallpike 试验或手法复位时,头向一侧转动45°后将患者上半身放倒,平躺于床上,头部30°悬于床沿下,使后半规管与地面垂直,可以最大限度地诱导出典型的旋转性眼震约十几秒钟,这个时间正是耳石从坐位到平卧位时在后半规管内移动的时间。

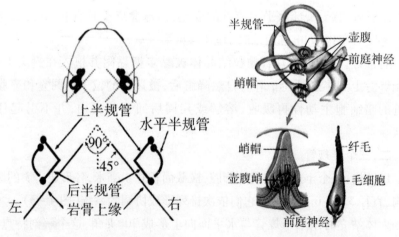

图4-5 双侧半规管的相互关系　　图4-6 壶腹结构的模式图

水平以及前半规管的前开口和后半规管下口都形成膨大部分,好像水管上安装的阀门,我们称为壶腹,约2毫米。每个壶腹内有一个嵴状隔横跨其中,即壶腹嵴,血管和神经通过下方抵达感觉性感受器区域。壶腹嵴的表面有毛细胞,其纤毛突入嵴帽内,后者是一种与耳石膜质量相同的胶质团块。嵴帽从壶腹嵴的表面伸向壶腹的顶部,形成了一种防水的封闭结构(图4-6),好像一个突出管腔的毛笔头。耳石如果黏附沉积嵴帽上面,形成嵴帽顶结石症,不容易移动或再脱落,其 Dix-Hallpike 试验眼震时间往往超过一分钟。

2. 功能:三个半规管是相互垂直的,半规管含有能够流动的内淋巴液,在头或身体的位置变化时而发生流动,而半规管的功能部分即壶腹嵴,就像毛笔头一样,能够随着内淋巴液的流动发生形状的改变和位移,通过前庭神经传达到大脑中枢区域,感知三维空间的运动,即头部或身体左右、前后和上下方向角加速度的变化(图4-7),比如花样滑冰、艺术体操等。

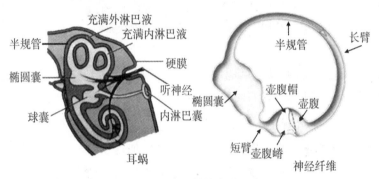

图4-7　半规管的内淋巴液

三、耳石器、半规管和 BPPV 的关系

三个半规管有五个开口直接与椭圆囊相沟通,即三个半规管壶腹、水平半规管的单脚和两个后半规管共同构成的总脚开放于椭圆囊,椭圆囊又通过球囊管与球囊相连接。

正常情况下耳石器中的耳石存在着新陈代谢,其老化、蜕变后脱落到耳石器内淋巴液中,并被暗细胞吸收,再形成新的耳石,也可通过椭圆囊开口进入三个半规管,由于耳石的数量较少,而无任何症状。而球囊距离半规管比较远,球囊和椭圆囊之间的球囊管细小,也使得球囊斑脱落的耳石颗粒不容易进入半规管。所以,椭圆囊就成了耳石脱落的最常见发病部位。

任何原因打破脱落和吸收之间的动态平衡,都会造成耳石脱落增加和吸收降低。当耳石膜出现自发性蜕变时,如强烈的头部震动、炎症、耳手术、血管阻塞、退行性变、疲劳等都可能使耳石大量崩解,漂落到内淋巴液中,大量存在于半规管内,或沉积到嵴帽上面,耳石比重2.71,而内淋巴液比重1.003,耳石由于重力作用随着头部或身体的位置变化撞击半规管的壶腹嵴引发功能兴奋而形成眩晕症状,即引起BPPV,是耳石由量变到质变的过程。因此,BPPV的病理生理学特点主要在于囊斑(椭圆囊)→耳石(变性→脱落→漂浮)→半规管(后、水平或上半规管)的发病链条。

三个半规管中的后半规管壶腹的位置最低,耳石自身的质量使得它很容易沉积在这个部位,所以后半规管是最容易受到这些脱落颗粒影响的部位,占BPPV总数的80%~90%(图4-8)。

综上所述,我们可以简单地说,BPPV的发病在囊斑,是耳石颗粒脱

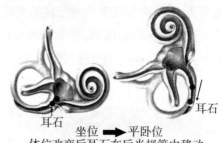

耳石　坐位 ➡ 平卧位
体位改变后耳石在后半规管内移动
(由于重力作用耳石始终在最低点)

图4-8　耳石靠重力朝后半规管壶腹沉积

落的发源地,而症状则在于这些耳石颗粒进入半规管撞击壶腹嵴引发功能兴奋而形成眩晕症状的结果,半规管主要对角加速度比较敏感,因此,产生的眩晕必须是旋转性的。故此,要认识囊斑的耳石结构和半规管的功能特点,这对于解释发病的原因和临床症状很是必要。

第二节　病因

发病原因是多方面的,只要引起耳石崩解、脱落,均可导致BPPV。可以是原发性的,也可以是继发性的。

临床上以原发性多见,如耳石的退变、老化。在日常生活中,往往出现一些不寻常的波澜事件可影响正常生活规律和节奏,成为BPPV发病的诱因,如酗酒、劳累、失眠、夜班、焦虑抑郁、情绪激动紧张悲伤、手术或骨折后长期卧床、拔牙、怀孕生产哺乳、温差或时差突变、考试、头部按摩等均可诱发耳石脱落致病。

继发性的常见于头部外伤后、中耳炎、梅尼埃病、前庭神经炎、突发性耳聋或内耳手术后。

第三节 分型

一、按照耳石脱落的部位分类

1.后半规管 BPPV(占 80%~90%)。

2.水平半规管 BPPV(占 10%)。

3.前半规管 BPPV(占 2%)。

4.混合型 BPPV。

临床上以后半规管 BPPV 最常见,其次为水平半规管 BPPV,而前半规管 BPPV 和混合型 BPPV 临床上比较少见。

二、按照发病机制分类

1.管结石症,是 BPPV 最常见的类型。

2.壶腹嵴顶结石症。

第四节 临床表现

患者在某个特定体位,如向左或右翻身时、躺下、坐起、仰头取物,低头时出现短暂眩晕。

一、管结石症的临床特点

1.头位变化处于激发位后 1~15 秒后才出现眩晕(潜伏期);眼震与眩晕的潜伏期相同;

2.眩晕具明显的旋转感,患者视物旋转或闭目自身旋转(旋转性);

3.眩晕和眼震的强度波动,先重后轻,眩晕在不到 1 分钟内自行停止(短暂性);

4.头回到原来位置可再次诱发眩晕(重复性);

5.多次头位变化后,眩晕症状逐渐减轻(疲劳性)。

二、壶腹嵴顶结石症的临床特点

1.当头位处于激发体位时立即出现眩晕;

2.激发体位不改变,眩晕和眼震就持续时间长,后半规管壶腹嵴顶结石症超过1分钟。

这种类型的BPPV相对少见,它可发生于后半规管,也可发生于水平半规管。

第五节 诊断(变位性试验检查)

无论是后半规管还是水平半规管的BPPV,最好的诊断方法在于对患者病史的询问和物理检查。在病史询问过程中,特别要注意病人头部活动至特定位置时出现的突发眩晕,多为旋转性,可为漂浮感,发作一过性,发作后有稳定期,但一天或数天内可多次发作。

患者的主诉符合或基本符合BPPV的症状,临床医生均应该进行变位性试验检查,,变位性试验是诊断BPPV,尤其是诊断后半规管BPPV的金标准。诊断BPPV的变位试验主要有:

一、Dix – Hallpike 试验

是确定后半规管或前半规管BPPV常用的方法。眩晕和眼震的出现具有潜伏期和疲劳性。具体操作步骤如下(以右侧为例,图4-9):

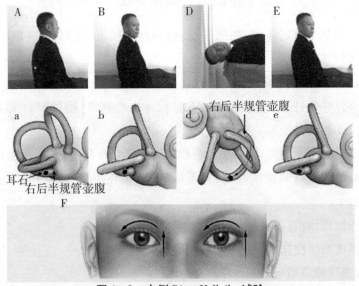

图4-9 右侧 Dix – Hallpike 试验

第一步:患者坐于检查床上,检查者位于患者后方或前方,双手把持其头

部,向右转45°(图4-9A、B,相应耳石位置在a、b);

第二步:头位始终保持45°不变,迅速将体位改为仰卧位,头向后悬垂于床外,与水平床面呈30°(图4-9D),此时,耳石由于重力作用,沿着半规管滑落至最低点(图4-9d),观察眩晕和眼震情况。由于眩晕和眼震的出现存在潜伏期,检查时本体位需保持30秒。后半规管BPPV患者常于患耳向下时诱发出眩晕和眼震。眼震为垂直扭转性,眼震快相垂直于头顶(上跳性眼震),同时快相向测试耳,即向地性眼震(图4-9F),眩晕和眼震的时间,就是耳石移动到最低点的时间,待10~20秒后眩晕和眼震消失。

如果是前半规管BPPV,在此位置同样可诱发出眩晕和眼震,眼震为垂直扭转性,眼震快相向下(向足侧,下跳性眼震),同时会看到朝向对侧(背地性眼震或离地性眼震)的扭转成分,待眩晕和眼震消失。

第三步:检查者帮助患者重新取坐位,且把持头位始终保持45°不变,眼震方向与前述卧位时相反,程度也较轻,反应呈疲劳性质,如果再立即反复的检查下,眩晕与眼震反应会减退。

第四步:患者端坐位后,将头转向对侧,再进行另一侧耳的 Dix-Hallpike 试验检查,图4-10。

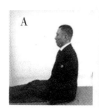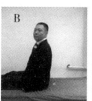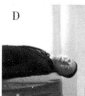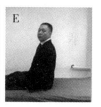

图4-10 左侧 Dix-Hallpike 试验

机理:

1.患者由坐位随着头部的向右转动45°变为平卧头后垂与水平床面呈30°,此时,调整了右后半规管与正中线45°夹角(见图4-5),使右后半规管与正中线重合,且垂直于地面,导致更易于右后半规管内淋巴液以及其中的耳石加速离开壶腹运动(图4-9d),按照 Ewald 第一定律,后半规管的内淋巴液的离壶腹运动对壶腹嵴产生兴奋刺激。这个头位时,患耳的后半规管处于兴奋状态,鉴于眼震的方向朝向前庭兴奋侧的原则,可以推知后半规管兴奋时产生的眼震朝向下面的耳侧。

2.当患者重新坐起时,远离壶腹的耳石重新随着内淋巴液的流动回到近壶腹的位置,这种朝向壶腹的内淋巴液流动构成对该半规管功能的抑制作用,会再次发生眩晕,但时间更短,形成的眼震却是相反的。

二、Roll－Test试验(滚转试验)

是确定水平半规管BPPV常用的方法。具体操作步骤如下:患者平卧于检查床上,头前倾30°(图4－11A),可以根据患者的病情和检查者的习惯,首先向左侧还是右侧快速转头90°。每个位置均要注意观察眼震,并记录眼震的方向、强度及持续时间,水平半规管BPPV为水平方向眼震。

以右侧水平半规管管石症为例,分别向左、右侧转头90°均可出现向地性眼震,但以右侧转头时较左侧眩晕更强烈和眼震更为明显,据此来判断侧别为右侧水平半规管管石症(图4－11B、C)。水平半规管管石症占水平半规管BPPV的80%。

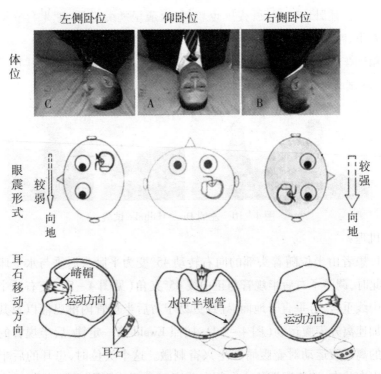

图4－11　Roll－Test试验(滚转试验)示右侧水平半规管管石症

　　而右侧水平半规管壶腹嵴帽耳石症患者,分别向左、右侧转头90°均可出现背地性眼震,但以右侧转头时较左侧眩晕减轻和眼震减弱(图4-12B、C),据此来判断侧别为右侧水平半规管壶腹嵴帽结石症(图4-12)。水平半规管壶腹嵴顶结石症占水平半规管 BPPV 的20%。

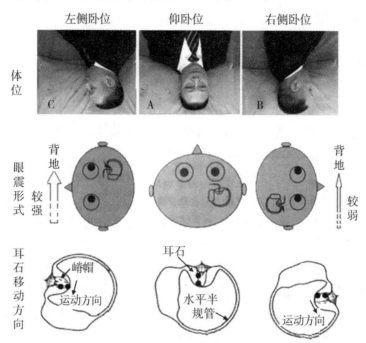

　　图4-12　Roll-Test 试验(滚转试验)示右侧水平半规管壶腹嵴帽耳石症

机理:

　　1.耳石颗粒移位到水平半规管的长臂管道中,与后半规管相反,如向右侧翻转时引发耳石产生向壶腹(兴奋性)运动(图4-10B),向左侧翻转时引发耳石产生离壶腹(抑制性)运动(图4-10C),按照 Ewald 第二定律,兴奋性反应的效应大于抑制性反应,即向地性眼震强烈的一侧是患侧;

　　2.基于壶腹嵴顶结石症机制,即耳石颗粒黏附在壶腹嵴顶上,在向一侧翻转时耳石产生向壶腹(兴奋)运动和离壶腹(抑制)运动的方向与向地性眼震相反,出现背地性眼震。

　　诊断要点主要包括以下四点:反复发作性眩晕,眩晕常在体位变化时诱发,绝大多数眩晕持续时间一般小于1分钟,同时要注意除外其他眩晕疾病。

第六节　治疗

BPPV 的治疗包括手法复位、药物辅助治疗、前庭康复。

一、手法复位

BPPV 是一种良性自限性的疾病,但其自愈的时间有时可达数周、数月甚至数年,严重的可使患者丧失工作能力,故应尽可能地早期耳石复位治疗为主

目前耳石复位法是 BPPV 治疗的首选方法,通过这种技术能够达到 BP-PV 的治愈目的是最为理想的,因为这是对因的治疗。手法复位的患者,大部分可以一次治愈(有效率可达 75% ~ 90%),成功治疗取决于正确地识别是哪个半规管受累,以及耳石碎片是漂浮于内淋巴液中还是黏附于壶腹嵴。手法复位的目标是将脱落的耳石复位至原先所在位置——前庭部位,以缓解眩晕。根据耳石异位的半规管的不同,手法不同,临床最常用的耳石复位法:

1. Epley 耳石复位法:是将那些离开自然部位的耳石颗粒恢复到原来的部位——椭圆囊的囊斑,该项治疗是根据管结石症理论发展起来的。患者经过一系列的头位改变,使悬浮在后半规管或前半规管的耳石碎片最终通过半规管总脚回落至椭圆囊。以右侧后半规管耳石症手法复位为例具体步骤如下(图 4 - 13):患者取坐位(图 4 - 13A),头向右侧转 45°(图 4 - 13B),保持该头位患者躺下头部呈悬垂位 30°(图 4 - 13C),之后患者头部缓慢向左侧转动 90°(图 4 - 13D),然后患者头和躯干同时向左侧卧位转动 90°(图 4 - 13E),保持该体位 1 ~ 3 分钟,最后缓慢侧身坐起同时头部前倾 30°(图 4 - 13F),保持端坐位半小时。

如果是后半规管壶腹嵴帽结石症,以右侧后半规管为例(图 4 - 13),Epley 耳石复位法在(C)的位置出现眼震持续 1 分钟以上,医者呈坐位并在此位置把持患者头部抬高 30°,以适当的速度、力度向医者大腿反复震动,使粘附在嵴帽的耳石受到震动后脱落,直至眼震及眩晕消失后,转变为右侧后半规管管石症,继续按照 Epley 耳石复位法治疗。

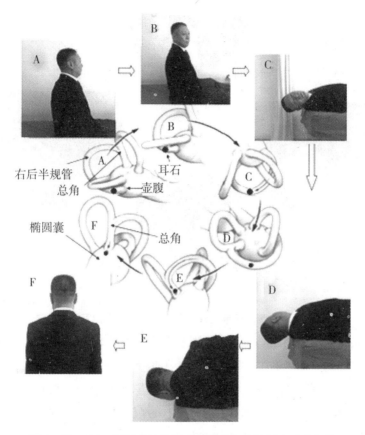

图 4 - 13　Epley **耳石复位法示右侧后半规管耳石症手法复位**

2. Barbecue 翻滚耳石复位法:根据半规管耳石症学说,以及水平半规管与前庭之间的解剖关系,Lempert 等人将头部转动范围形成三个连续的 90°翻滚(Barbecue 翻滚耳石复位法),更加有利于耳石自水平半规管复位至椭圆囊,并且临床实践证明取得了良好的治疗效果。

向地性眼震水平半规管管石症手法复位(图 4 - 14):如果为右侧水平半规管管石症,患者仰卧于床上(图 4 - 14A),将患者头、躯干转向左侧侧卧90°(图 4 - 14B),眼震消失后,头、躯干向下俯卧转动 90°(图 4 - 14C),再向右侧侧卧(图 4 - 14D),最后再回到仰卧位,坐起,每个步骤保持 2~3 分钟。

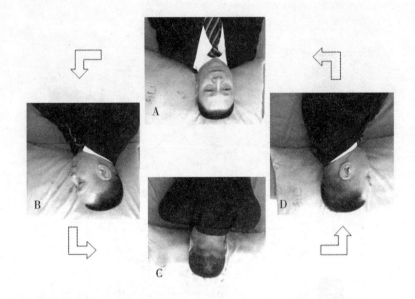

图 4 - 14 右侧水平半规管耳石症 Barbecue 翻滚耳石复位法

如果是壶腹嵴顶结石症,以右侧水平半规管为例,Roll - Test 试验背地性眼震较弱的一侧为右侧(患侧),医者在此位置(右侧卧位)把持患者头部抬高约 30°,以适当的速度、力度向床面反复震动后,变成平卧位,然后坐起;重新进行 Roll - Test 试验,如果右侧卧位出现较强的向地性眼震,说明已经由壶腹嵴顶结石症转复为水平半规管管石症,按照 Barbecue 翻滚耳石复位法治疗。

3. 手法复位后注意事项:

①手法复位坐起后医生或家属必须扶持患者坐稳 5 分钟左右,此时无论耳石是否复位,均可出现眩晕或平衡失调导致坠床、跌倒或猝倒,发生意外伤害、骨折等事故!

②治疗后休息半小时回家,切勿驾车;

③尽可能舒适地高枕睡眠 3 ~ 7 天,如垫比平时高一个半或两个枕头,避免向患侧卧位;

④1 周内,白天尽可能保持头部直立位,避免可能引起 BPPV 诱发性头位,如过于抬头、低头,仰卧时头部过于后仰(如看牙医),避免活动头部的

锻炼。

二、药物治疗

药物治疗主要是抑制前庭反应及减轻眩晕引发的呕吐。药物治疗不是根治方法。常用的药物有前庭抑制剂如地西泮、茶苯海明及甲磺酸倍他司汀等。对于极度敏感和焦虑患者,在手法复位前可以考虑使用地西泮。

BPPV 与骨质疏松关系密切,耳石成分为碳酸钙结晶颗粒,骨质疏松的原因同样引起耳石的密度、质量的异常。患者如存在骨密度减低、血清维生素 D 降低时,和骨折一样,BPPV 的发生以及复发频率增高。改善骨密度、骨质量、骨强度对预防 BPPV 有很好的帮助。临床试验证实,维生素 K_2(固立康)明显改善骨形成期矿化和骨胶原成熟度,与维生素 D 联用有效改善骨强度。建议维生素 K_2(固立康)与钙尔奇 – D 联合口服 3 个月。

对长期焦虑、失眠的患者,容易出现 BPPV,应当改善患者焦虑情绪,在医生指导下,给予曲唑酮口服,同时进行心理治疗,告知患者本病为良性过程,无严重的后遗症,不应有过重的精神负担。

三、前庭康复

前庭康复操和前庭习服疗法目的是促进前庭功能代偿和恢复,增加对眩晕的耐受能力,可在医生指导下进行。

耳石症的康复治疗主要是采用 Brandt – Daroff 习服法。有些患者在复位治疗后仍有残余症状或者反复发作的或者复诊就医不方便的,可以采用。

1. 患者直立坐于床边,双腿自然下垂,双臂位置随意放置;迅速向右侧侧卧于床上,面部向对侧前上方转45°,双腿自然下垂于床边,待眩晕消失后30 秒坐起,如果患者没有眩晕感觉,则静止 30 秒坐起;坐起后保持端坐 30秒后,迅速向左侧侧卧床上,面部向对侧前上方转45°,30 秒后坐起,为完成一套动作。

2. 根据患者症状、耐受性等个体情况,上述全套练习每日 10 次左右。

Brandt – Daroff 练习法是在 1980 年由 Brandt 和 Daroff 首先提出并采用,在练习中,可能促使耳石器官功能的代偿、促进耳石松动和消散、促使耳石碎屑自壶腹嵴脱离。

其不但可以用于后半规管耳石症也可以应用于水平管耳石症(包括翻转试验时表现为水平向地性眼震和背地性眼震患者),同时还具有操作简单、经济、方便的特点,是继耳石复位方法后又一选择方案。

附:科普文章

十分钟治愈眩晕症不再是神话

《东北网》2012 年 01 月 11 日

2011 年 7 月的一天,康阿姨在观看哈尔滨电视台《都市零距离》节目时,一则新闻报道使康阿姨兴奋不已:哈尔滨市第一医院神经内二科主任王中卿采用世界先进的手法复位治疗耳石症导致的良性阵发性位置性眩晕有特效,不吃药,不打针,十分钟治愈眩晕症,一次治愈率达 96% 以上。由于过度兴奋,头一转动,又一阵眩晕、恶心、呕吐再次发作,令康阿姨苦不堪言……。

原来,半年前,康阿姨一早醒来,头向右一转动或起床就觉得周围天旋地转十几秒钟,自己好像掉进了剧烈旋转的滚筒,不敢睁眼,并剧烈恶心、频繁呕吐,因此卧床不动,而且起床和睡觉都要有固定的姿势,否则,一不小心改变了角度,就会眩晕发作,几天就瘦了下去。到市内几家医院就诊,有说是"颈椎病或椎基底动脉供血不足",有诊断"美尼尔氏病"的,验血、拍头颅CT、MRI 片、点滴、用药,几千元化了,一点效果也没有。两个月后,在一家专家门诊被诊断为耳石症导致的眩晕,这位专家说,耳石症需要复位治疗,但目前哈尔滨的复位效果不理想,有机会去北京吧。可是,北京路途遥远,也不能忍受汽车、火车、飞机的颠簸。无奈,只好四处求医。一天一天过去了,每天起床、卧床、睡觉就像受刑一般,每次康阿姨都紧张的四肢颤抖。

康阿姨马上告诉儿子尽快找到哈尔滨市第一医院神经内二科王中卿主任,王主任给康阿姨做了检查后,诊断为"耳石症即良性阵发性位置性眩晕",没用药,10 分钟的头颈旋转后,康阿姨第一感觉就是从床上坐起来或头向各方向活动时眩晕症状完全消失了,再当下床走路时,她已经判若两人感到很轻松、完全恢复正常了。当时康阿姨没有露出笑容,而是掩面痛哭,终于告别了眩晕的折磨。过去神医妙手回春、手到病除只有在电影里和小说中才能看到,今天却奇迹般地出现在自己身上!一位患耳石症的老师这样描述:是您收起了我眩晕的翅膀,我又回到了平静的港湾!

眩晕症是神经内科常见病,是空间的定位障碍,是一种周围环境或自身的运动幻觉或错觉。其中耳石症即良性阵发性位置性眩晕(BPPV)是最常见的,约占所有眩晕患者的半数(30%~60%),占神经内科门诊病人的5%~10%。

耳石症发病年龄20~60岁最常见。正常人内耳的耳石(即碳酸钙结晶)黏附在内耳的球囊和椭圆囊斑的耳石膜内,并由酸性黏多糖将耳石紧紧地固定在囊斑上面不会脱落,帮助我们感知运动的速度和方向。但当老化、外伤、愤怒、酗酒、劳累时可诱发耳石脱落,由于重力作用而流落至某一半规管里,随着头部活动而刺激神经末梢,导致剧烈眩晕。常常在床上向左侧或右侧转头、体位变化、快速卧床或站立时突然发生眩晕,感觉到剧烈旋转、滚翻、倾倒、摇摆,历时数秒至数十秒,不超过1分钟,重复变换头位可诱发。一般6~8周可缓解。

由于对耳石症认识不足,绝大多数诊断为短暂性脑缺血发作、后循环缺血、脑供血不足等,由于治疗不当导致疾病迁延不愈,眩晕发作常呈反复突发性,给病人的日常生活、学习、就业、工作和社交活动带来较大影响。

王中卿主任于2010年在北京宣武医院神经外科脑血管病放射介入诊断治疗中心为期一年的学习,期间深入学习和研究了诊治耳石症的整套手法复位技术,率先开展耳石症眩晕的手法复位治疗。

有类似眩晕症状的患者,可携带相关的检查资料到哈尔滨市第一医院神经内二科,王中卿主任首先进行体位诱发试验确诊耳石症,同时判断病变在左侧还是右侧,以及是哪个半规管(后半规管、水平半规管、前半规管)的耳石症,并采用Epley手法进行复位十分钟,由头部姿势改变让耳石顺利移出半规管返回原始所在的椭圆囊处,患者位置性眩晕症状立刻消失,收到立竿见影的效果,一次治愈率达96%以上,是目前治疗耳石症唯一有效的方法。

耳石症本身不会危及生命,治疗也很简单、有效。只要找到有经验的医生,,都可根据患者耳石脱落后受累的半规管,做到定性、定侧、定位、定点、定轻重及定治疗方法,采用数种不同的手法进行一次耳石复位即可治愈,无须吃药,饮食上无特殊限制。不过,根据临床统计,每年有10%~15%的患者有复发,只需再次采用手法复位。

第五章　偏头痛与眩晕

自从有人类文明,头痛与眩晕便伴随着人类的历史。长期以来,头痛与头晕或眩晕是神经科学和耳科学最常见的主诉之一。临床上经常遇到涉及头痛与头晕或眩晕交叉症状的患者,这不仅是两个症状之间的交叉,还是两个学科之间的交叉。临床上有可能为"一元"疾病,也可能是"二元"疾病共病,因而存在争议,引发广泛关注。

早期,医学家们在临床实践中观察发现,头痛与眩晕之间有联系,西方医学之父希波克拉底(公元前460年~公元前370年)特别提到头痛的病人伴有眩晕,可以让人发疯。

最早在公元2世纪由希腊名医阿莱泰乌斯(Aretaeus of Cappadocia)提出了偏头痛(migraine headache)的概念。他描述偏头痛症状,是头的一种极端疼痛,感觉头被撕成了无数份,伴有畏光、畏声,患者喜待在光线较暗的环境中。

近代医学家们也发现,眩晕与偏头痛的时空关系变化多端,有些患者没有头痛,但是有前庭症状。我们需要关注以头晕或眩晕为主要表现的头痛病,1967年,Fenichel提出儿童良性阵发性眩晕是儿童偏头痛的变异。Slater提出成人良性复发性眩晕同偏头痛之间存在联系。Kuritazky等发现偏头痛患者的前庭功能实验室检查结果异常。

但直到20世纪80年代,医学家们才开始系统性地研究两者关系,注意到前庭症状既可与偏头痛相关,也可出现于数次偏头痛之间;前庭症状可孤立出现,等效于偏头痛发作。这一观念是人类对前庭性偏头痛认识之路的里程碑,直接影响了以后前庭性偏头痛诊断标准的建立。

1991年Parker再次强调偏头痛的患者会出现阵发性眩晕,认为前庭症状与偏头痛之间的联系是眩晕与头痛之间的时空关联,且这种时空关联是变化多端的。做个形象的比喻,偏头痛与眩晕的病理基础就像是一元硬币,正面是偏头痛,反面是眩晕,其临床表现如同凌空抛硬币,在不同的时空出现不同的正面或反面表现。

2012 年,国际前庭学研究领域权威——Barany 学会(为纪念因从事前庭学研究获 1914 年诺贝尔医学或生理学奖的奥地利学者 Barany 而命名)和国际头痛协会(IHS)制定了前庭性偏头痛的诊断标准,确立了前庭性偏头痛作为一个独立的疾病名称,并于 2012 年在《前庭研究》杂志上发表。

哈尔滨市第一医院神经内科主任王中卿在全国和世界范围内于 2014 年 1 月 24 日东北网首次提出将每年的 6 月 9 日确定为"中国眩晕防治日"乃至"世界眩晕防治日"。设计和挑选"6、9"这两个数字作为眩晕防治日,是受到了旋转的太极球的启示:人在眩晕时,不就像太极球在翻转吗?! 会使公众对这个卫生纪念日留下鲜活和深刻的印象,继而唤起民众对身心健康持久的追求。2017 年 9 月 1 日,在郑州召开了第二届中国中西医结合学会眩晕病委员会的常委会上,全国 20 余位与会专家全体表决通过将每年的 6 月 9 日确定为"中国眩晕防治日"和"世界眩晕防治日"。为了纪念 2019 年 6 月 9 日"中国眩晕防治日"和"世界眩晕防治日",在哈尔滨市第一医院门诊大厅举行主题为"偏头痛与眩晕:本是同根生"的大型纪念及义诊活动,旨在中国和世界范围内推广偏头痛与眩晕疾病的最新理念(图 5 - 1)。

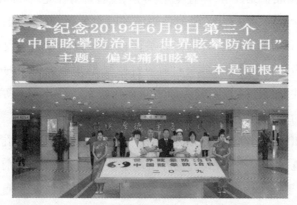

图 5 - 1   2019 年 6 月 9 日"中国眩晕防治日"和"世界眩晕防治日"纪念活动

第一节   偏头痛

头痛是临床最常见的症状之一,通常指局限于头颅上半部,包括眉弓、耳轮上缘和枕外隆突连线以上部位的疼痛。大致可分为原发性头痛和继发性头痛,原发性头痛占比 84%,包括偏头痛、进展型、丛集性和其他。继发性头痛占比16%,如脑血管疾病、头部外伤、感染、出血、脑肿瘤、滥用精神活性药物等。

偏头痛(migraine)是临床最常见的原发性头痛类型,具有严重发作性及复发性,临床以发作性中重度、搏动样头痛为主要表现,头痛多为偏侧,一般持续4~72小时,可伴有恶心、呕吐,环境改变如光、声刺激或某些饮食、日常活动均可加重头痛,安静环境、休息可缓解头痛。偏头痛是一种常见的遗传性慢性全身神经血管性疾患,由于发作时主要表现为一侧头痛最为突出而得名,多起病于儿童和青春期,中青年期达发病高峰,女性多见,男女患者比例为1:(2~3),人群中患病率为5%~10%,追溯患者家族四代中常有头痛遗传背景。

世界卫生组织(WHO)2013年全球疾病负担调查的研究结果表明,偏头痛为第六位致残性疾病。全球有19%的女性和11%的男性受到这种疾病的影响。

偏头痛患者发生缺血性卒中、心绞痛和短暂性脑缺血发作均高于无偏头痛患者,研究揭示偏头痛是脑卒中的一项独立危险因素。偏头痛还与多种疾病共患,如癫痫、抑郁症及情感障碍等,还影响患者的认知功能及言语能力。

门诊就诊的头痛患者中,有80%~90%属于无明确病因的原发性头痛,最新的流调显示偏头痛是其中最多的一种类型,各国报道的年患病率,女性为3.3%~32.6%,男性为0.7%~16.1%。作为一种常见病疾患,美国的流调显示也只有65.2%的患者得到正确诊断,在我国则有大约60%的女性和70%的男性偏头痛患者从未诊断过这种疾病,儿童中最终确诊并得到正确治疗的偏头痛不超过1/4。所以偏头痛是非常常见的疾病,但事实上,偏头痛的诊断准确率并不乐观。

一、偏头痛发病原因和机制

偏头痛的病因尚不明确,是与遗传因素和多种环境因素相关的多基因、多因素疾病。

其可能与下列因素有关:

1.偏头痛与遗传因素。

约60%的偏头痛患者有家族史,其亲属出现偏头痛的风险是一般人群的 3~6 倍。家族性偏瘫型偏头痛是明确的有高度异常外显率的常染色体显性遗传,已定位在 19p13(与脑部表达的电压门 P/Q 钙通道基因错译突变有关)、1q21 和 1q31 等三个疾病基因位点。对偏头痛患者应当询问五代涵盖一百多年的家族史,如祖父母外祖父母、父母及其兄妹、患者兄妹、患者子女、患者孙子女。此外,与神经系统兴奋性相关的基因突变与偏头痛的常见类型有关,提示偏头痛与大脑神经细胞的兴奋性紊乱相关。

2. 偏头痛与环境因素。

环境因素分为体外环境和体内环境,偏头痛患者神经、血管细胞的兴奋性高,体内、外环境的突然或陡然变化达到足以突破诱发偏头痛阈值的红线,就像扣动扳机点或多米诺骨牌效应一样,即可启动与偏头痛发作有关的血管收缩与舒张功能障碍的病理生理过程,即导致"三叉神经血管系统"结构的兴奋性增高、功能活跃,分泌许多可以引起头部血管扩张和产生疼痛感觉的物质,最终导致头痛发生。也就是说,没有体内、外环境的突然或陡然变化,偏头痛的诱因也就不会成立。对体内、体外环境变化刺激的敏感程度和种类因人而异。

(1)体外环境变化。

①自然环境:季节交替以及天气变化,突然出现的外界环境差如时差、温度差、气压差、湿度差等。

②生活环境:强光闪烁、日晒,强声、噪音刺激,电脑、手机 3D 游戏,浓烈的气味(包括香水、香烟、烹饪油烟味、特殊强烈的食物味道、汽油味、农药味等),长时间乘坐交通工具(如乘船、乘车、飞机等),旅游,处在密闭闷热环境中,炎热夏天与室内空调,冷空气,洗头不吹干头发等也可诱发。

③物理因素:创伤、拔牙、劳累、过度疲劳,突然增加运动的强度。

(2)体内环境变化。

①激素变化:偏头痛女性多见,是男性病人的 2~3 倍,这里,应当明确一个概念,以往大多文献记载偏头痛与内分泌、雌激素有关,应当更正为偏头痛与内分泌、雌激素的突然变化有关,只有激素水平的突然变化才能诱发偏头痛。发作多在月经前期或月经期,血清中的雌二醇浓度突然降低,从而导致对雌激素变化敏感的患者导致偏头痛发作。月经后,雌二醇浓度回复至

正常,头痛缓解或者停止,而妊娠期或绝经后的雌激素变化水平相对稳定,所以,偏头痛发作减少或停止。其他如甲状腺功能异常等也可诱发偏头痛。

②饮食因素:偏头痛发作可由摄入一定数量的某些食物诱发,种类因人而异,包括某些水果(柠檬、葡萄柚、柑橘类、火龙果)、菜类(豆角、西红柿、蘑菇等)、人工甜味剂、含亚硝酸盐防腐剂的肉类和腌制食品、食品添加剂谷氨酸钠如味精(诱发偏头痛比率达12%)、咖啡因(达14%)、含苯乙胺的巧克力(达22%)、含酪氨酸的奶酪及酸奶(达18%),以及酒精饮料(达35%),尤其是红酒及浓啤酒等,其他如过凉的冰淇淋、节食减肥、错过正餐、进食不规律、低血糖、过多油类、高脂肪饮食均可诱发。上述食物一次性大量摄入,尤其是空腹状态下食用,更易导致偏头痛发作。某些偏头痛患者对乳制品、酒精类饮料等食物过敏,表现为胃肠道反应、皮肤反应和偏头痛的三主征,偏头痛可作为过敏反应的临床表现独立存在。

③药物因素:血管扩张药如硝酸甘油、欣康等,雌激素药物替代治疗、女性排卵期口服避孕药、止痛药物滥用等可诱发偏头痛。

④心理因素:当身心受到外界环境的突然不良刺激、剧烈的情绪波动如应激和释放、情绪不稳、紧张、不愉快、生气、焦急、激动等,焦虑抑郁,夜间值班,睡眠剥夺,睡眠障碍如失眠、睡眠过多均可诱发偏头痛。

⑤偏头痛和卵圆孔未闭:最早发现偏头痛和卵圆孔未闭关系的人是日内瓦大学医院的神经科医生 Roman Sztajzel,为一名曾二次发生脑栓塞的卵圆孔未闭患者,手术封堵了卵圆孔,从此患者30多年的偏头痛消失了。偏头痛患者卵圆孔未闭发生率为30%~40%,有先兆的偏头痛病人患卵圆孔未闭的机会是正常人的2倍多,可能与静脉血中某种物质流入动脉系统到达脑部有关。所以如果患有偏头痛,再进一步检查是否存在卵圆孔未闭是非常必要的。

⑥疾病因素:眼、耳、鼻及鼻窦、牙齿、颈部等病变可引起反射性或牵涉性偏头痛。

上述各种因素在诱发偏头痛过程中,存在着量变到质变的过程,如摄入上述少量的某种食物,虽然未诱发偏头痛,但偏头痛患者更易出现困倦萎靡、头晕头昏、面色赤红、周身酸软、四肢酸痛、便溏腹泻、心悸、咳嗽咳痰等症状,体现为患者对某种(和/或某些)食物的全身不耐受或过敏反应,如食用咖啡、巧克力、饮酒等;随着摄入量增加到一定程度,即可诱发或/和加重患者的日常偏头痛;但对于日常无偏头痛发作的隐形偏头痛患者,在骤然发生的环境变化如过量饮酒、过度疲劳、过激情绪、飞抵高原等情况下,偏头痛的睡眠基因被唤醒,可导致突发性偏头痛发作。如果经常出现类似刺激,隐形偏头痛可发展为经常发作。

综上所述,偏头痛的遗传因素不能改变,只有在避免环境因素改变的环节上,预防偏头痛,因此,建议患者写头痛日记,仔细分析记录每次头痛发作前体内、体外环境变化的诱发因素及强度、频率、持续时间、使用的药物等,避免触发偏头痛发作的红线,比如,一瓶啤酒可以诱发偏头痛,那么只能喝一杯或者戒酒,才是预防治疗偏头痛的最佳选择。

二、偏头痛临床表现

偏头痛的临床表现轻重不一,可表现为无临床症状的基因携带者,轻者不影响患者的生活和工作,严重者不能进行工作和社交活动。下面介绍偏头痛主要类型的临床表现(图5-2):

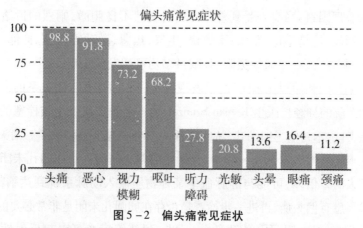

图5-2 偏头痛常见症状

(一)无先兆偏头痛

无先兆偏头痛是最常见的偏头痛类型,约占80%。发病前可没有明显的先兆症状,也有部分病人在发病前有精神障碍、疲劳、哈欠、食欲不振、全身不适等表现,女性月经来潮、饮酒、空腹饥饿时也可诱发疼痛。头痛多呈缓慢加重,反复发作的一侧或双侧额颞部疼痛,呈搏动性,疼痛持续时伴颈肌收缩可使症状复杂化。常伴有恶心、呕吐、畏光、畏声、出汗、全身不适、头皮触痛等症状。与有先兆偏头痛相比,无先兆偏头痛具有更高的发作频率,可严重影响患者工作和生活,常需要频繁应用止痛药治疗,易合并出现一新的头痛类型——"药物过量使用性头痛(medication - overuse headache)。无先兆偏头痛常与月经有明显关系。

(二)有先兆偏头痛

有先兆偏头痛约占偏头痛患者的10%。根据偏头痛发作过程可分为四期(图5-3、5-4),其中,先兆和头痛是最具特点的阶段。

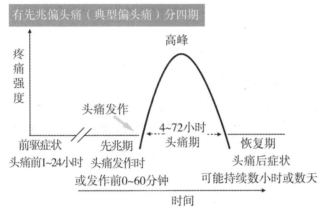

图5-3　有先兆偏头痛分四期

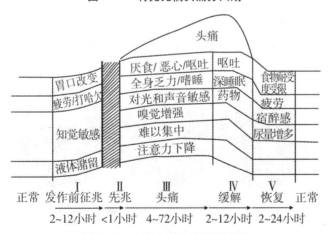

图5-4　有先兆偏头痛发作过程

Ⅰ期:前驱期(发作前征兆):发作前数小时至48小时内可出现典型症状包括不寻常的疲劳感、注意力不集中、颈部僵硬、打哈欠、食物渴求感、视力模糊、感觉过敏等。

偏头痛的发作前征兆(premonitory)和偏头痛先兆(aura)有明显的不同,无论是先兆性偏头痛还是无先兆偏头痛,该阶段会在偏头痛正式发作前48小时出现,目前人们认为,这一阶段是由下丘脑短暂受到干扰引起。

患者描述:"傍晚,当我和同学们坐下来聚餐的时候,大家嬉笑着气氛很活跃……而我却莫名其妙地觉得很疲惫,不停地打着哈欠,勉强喝了一杯红酒,更觉得周身不适,便提早回到寝室入睡,却始终浑浑噩噩睡不着……醒来已经早晨八点了,感觉到头晕目眩,窗外的阳光更加刺眼,一点点噪音都显得格外明显……"

Ⅱ期:先兆期:先兆可能会在前驱期(发作前征兆)之后出现,在头痛之前或头痛发生时,常以可逆的局灶性神经系统症状为先兆,典型特征包括视觉症状、偏身感觉症状(通常从手部到面部)或言语异常。最常见为视觉先兆,98%以上的偏头痛先兆存在视觉症状如视物模糊、暗点、闪光、亮点亮线或视物变形(图5-5,视野为一片花草,显示伴随闪烁幻象出现暗点的演变,当闪光向周边移动时短暂的盲区仍然扩大,在5~60分钟的时间内扩散开),由于视觉先兆是从视觉皮层发出的,因此闭上眼睛也是可以看到的;其次为感觉先兆,感觉症状多呈手—面区域分布,通常被描述为影响一只手臂的麻木或刺痛,通常会在数分钟内从手蔓延至面部;言语先兆少见,表现为难以找到正确的单词或者用词错误。每种先兆症状一般在5~20分钟内逐渐形成,持续不超过60分钟;不同先兆可以接连出现。

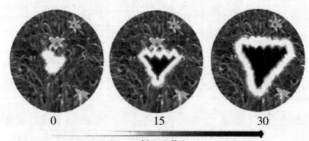

0　　　　　15　　　　　30

时间(分)

典型偏头痛患者闪光暗点的连续图像

图5-5　偏头痛患者视觉先兆示意图

需要注意的是,不要将偏头痛的先兆与脑卒中或短暂性脑缺血发作(TIA)

的症状相混淆,后者的症状仅累及一侧,突然出现,并且不具有偏头痛先兆的闪烁和扩散特征。另外,典型的偏头痛先兆通常不累及腿部、无运动症状。

患者描述:"我在朦胧中感到眼前好像照相机的闪光灯在闪烁,闪光灯在逐渐扩大,而中心却变成了一个大的黑洞……;或者像印刷错误似的盲点;或者看不到一个人的下巴,有时失去一半的视野;或者物体周围出现锯齿状的线条,感觉像是通过一面破碎的镜子观看到的场景。另外,我说话也出了问题,不能把句子连在一起,这让我感到困惑和迷茫。这是偏头痛发作中最痛苦的部分,持续 15 ~ 20 分钟,然后我的视力开始恢复,同时头部开始出现一侧搏动性疼痛。"

Ⅲ期:头痛在先兆同时或先兆后 60 分钟内发生,表现为通常一侧(或双侧)额颞部或眶后搏动性头痛,常伴有恶心、呕吐、畏光或畏声、苍白或出汗、多尿、易激惹、气味恐怖及疲劳感等,可见头面部水肿、颞动脉突出等。活动能使头痛加重,患者的活动也因此受限,需要卧床休息,睡眠后可缓解头痛。疼痛一般在 1 ~ 2 小时达到高峰,可持续 4 ~ 72 小时。

Ⅳ期:缓解与恢复期:头痛和伴随症状随时间推移而消退,但也可以通过睡眠和药物来减轻。对于儿童偏头痛患者,头痛可在呕吐之后缓解。在恢复阶段,患者的症状也可能像头痛本身那样带来很大的影响,常见的症状包括疲劳、倦怠、烦躁、无力和食欲差、认知障碍等。

1. 伴典型先兆的偏头痛性头痛:为最常见的有先兆偏头痛类型,先兆表现为完全可逆的视觉、感觉或言语症状,但无肢体无力表现。与先兆同时或先兆后 60 分钟内出现符合偏头痛特征的头痛,即为伴典型先兆的偏头痛性头痛。若与先兆同时或先兆后 60 分钟内发生的头痛表现不符合偏头痛特征,则称为伴典型先兆的非偏头痛性头痛;当先兆后 60 分钟内不出现头痛,则称为典型先兆不伴头痛。后两者应注意与短暂性脑缺血性发作相鉴别。

2. 偏瘫性偏头痛:临床少见。先兆除必须有运动无力症状外,还应包括视觉、感觉和言语三种先兆之一,先兆症状持续 5 分钟至 24 小时,症状呈完全可逆性,在先兆同时或先兆 60 分钟内出现符合偏头痛特征的头痛。如在偏瘫性偏头痛患者的一级或二级亲属中,至少有一人具有包括运动无力的偏头痛先兆,则为家族性偏瘫性偏头痛;若无,则称为散发性偏瘫性偏头痛。

3. 视网膜性偏头痛:为反复发生的完全可逆的单眼视觉障碍,包括闪烁、暗点或失明,并伴偏头痛发作,在发作间期眼科检查正常。与基底型偏头痛视觉先兆症状常累及双眼不同,视网膜性偏头痛视觉症状仅局限于单眼,且缺乏起源于脑干或大脑半球的神经缺失或刺激症状。

(三)偏头痛并发症

1. 慢性偏头痛:偏头痛每月头痛发作超过15天,连续3个月或3个月以上,且每月至少有8天的头痛具有偏头痛性头痛特点,并排除药物过量引起的头痛,可考虑为慢性偏头痛,患病率亚洲报道0.6%~1.7%,是最常见的慢性每日头痛,如没睡好痛、感冒了痛、生气了痛、压力大了痛、风吹了也痛、一言不合就头痛……,任何仪器检查不出问题,头痛却常常来得那么猝不及防!

2. 偏头痛持续状态:偏头痛发作持续时间≥72小时,而且疼痛程度较严重,但其间可有因睡眠或药物应用获得的短暂缓解期。

3. 无梗死的持续先兆:指有先兆偏头痛患者在一次发作中出现一种先兆或多种先兆症状持续1周以上,多为双侧性;本次发作其他症状与以往发作类似;须神经影像学排除脑梗死病灶。

4. 偏头痛性梗死:极少数情况下在偏头痛先兆症状后出现颅内相应供血区域的缺血性梗死,此先兆症状常持续60分钟以上,而且缺血性梗死病灶为神经影像学所证实,称为偏头痛性梗死。

5. 偏头痛诱发的痫样发作:极少数情况下偏头痛先兆症状可触发痫性发作,且痫性发作发生在先兆症状中或后1小时以内。

(四)偏头痛前期的儿童周期性综合征

偏头痛前驱的儿童周期性综合征可视为偏头痛等位症,临床可见周期性呕吐、反复发作的腹部疼痛伴恶心呕吐即腹型偏头痛、良性儿童期发作性眩晕。发作时不伴有头痛,随着时间的推移可发生偏头痛。

三、偏头痛诊断

对于偏头痛的诊断目前尚缺乏特异性的检查手段,主要依据头痛病史和发作的特点及神经系统查体等临床表现。在临床实践中,首先要排除继发性头痛,然后再考虑是否有其他类型的原发性头痛。偏头痛诊断流程(图5-6)。

偏头痛诊断流程——排他性诊断

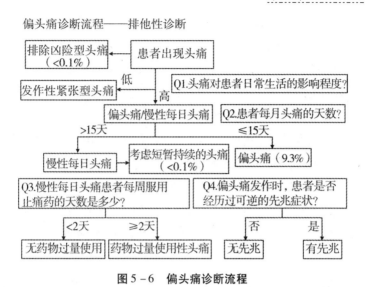

图5-6 偏头痛诊断流程

详细可靠的病史对诊断至关重要,患者应**着重描述最受困扰**的、未经治疗的典型头痛的发作情况,同时兼顾其他的头痛症状,必要时可使用问卷或要求患者记录头痛日记。

对头痛的描述包括:(1)头痛的部位、性质、严重程度、持续时间、诱发因素、伴随症状(如恶心、呕吐、畏 光、畏声及其他自主神经症状)、对工作、学习及日常活动的影响;(2)回忆头痛是否与月经、劳累、紧张、饮食、气候等因素有关,头痛前有无疲乏、情绪波动、身体不适、视觉模糊、感觉运动异常等症状;(3)头痛是否会因用力、咳嗽、打喷嚏、头部转动、行走、爬楼等日常体力活动而加重,头痛时是否会不愿进行这些日常活动。患者所提供的这些资料对医生确定辅助检查的项目及最终的诊断及治疗方案具有重要的意义。

针对头痛的实验室检查的目的是为了排除继发性头痛或了解偏头痛患者合并的其他疾病。如果出现以下情况要进行神经影像学(包括头颅 CT、MRI)检查:(1)异常的神经系统检查发现;(2)头痛频率或程度的急性加重;(3)头痛性质变化;(4)50 岁后新发的头痛或突然发生的剧烈头痛;(5)多种治疗无效的头痛;(6)有头晕、麻木等其他症状。脑电图、TCD 等检查不推荐作为常规诊断检查。其他检查如包括血液常规、生化检查,经颅多普勒、脑电图等,有时还需行腰穿脑脊液检查。

对于偏头痛的诊断,国际头痛协会 HIS 及中华医学会疼痛学分会均制定有详细的分类、诊断标准及治疗指南,并根据各国临床研究提供的最新数据不定期进行更新。

应结合偏头痛发作类型、家族史、临床表现和神经系统检查进行综合判断。对不同类型偏头痛诊断做出如下规定:

(一)无先兆偏头痛诊断标准

1. 符合 2~4 特征的至少 5 次发作,

2. 头痛发作持续 4~72 小时(未经治疗或治疗无效)。

3. 至少有下列中的 2 项头痛特征:①单侧性;②搏动性;③中或重度头痛;④日常活动(如步行或上楼梯)会加重头痛,或头痛时会主动避免此类活动。

4. 头痛过程中至少伴有下列 1 项:①恶心和(或)呕吐;②畏光和畏声。

5. 不能归因于其他疾病。

对于无典型先兆的偏头痛患者,基于偏头痛的最佳预测指标,有一种很方便的问诊技巧,共包括 3 个问题,当患者存在着 3 种症状中的 2 种时,患有偏头痛的可能性为81%,3 种均符合时,可能性增加到93%。3 个问题如下:

①畏光(Photophobia):在您头痛发作时,光线是否对你有打扰作用?

②功能障碍(Impairment):您是否经历过可以影响您的功能能力的头痛?

③恶心(Nausea):在您头痛发作时,是否感觉到恶心或胃部不适?

(二)有先兆偏头痛诊断标准

1. 符合 2~4 特征的至少 2 次发作。

2. 先兆症状至少有下列中的一种表现,但必须是完全可逆的先兆症状:①视觉症状,包括阳性表现(如闪光、亮点或亮线)和(或)阴性表现(如视野缺损);②感觉异常,包括阳性表现(如针刺感)和(或)阴性表现(如麻木);③言语功能障碍;④运动症状;⑤脑干症状;⑥视网膜症状。

3. 至少满足以下 2 项:①至少 1 个先兆症状单侧的;②至少 1 个先兆症状逐渐发展的过程≥5 分钟,和(或)至少 2 个先兆症状接连发生;③每个先兆症状持续 5~60 分钟;④头痛伴随先兆症状发生,或发生在先兆之后,间隔时间少于 60 分钟。

4. 不能归因于其他疾病,且排除短暂性脑缺血发作。

先兆性偏头痛的诊断重点在于视觉症状的判断,先兆中的视觉症状可以单独出现,也可以伴随感觉或言语症状出现,问诊的问题需要具体,因为偏头痛的每个阶段都可以出现视觉症状,但非先兆的视觉症状和先兆是不同的,前者缺乏渐进性发展和持续时间较长的特点。例如,非先兆的视觉症状可以是持续少于 5 分钟的闪光或幻视,或者是持续时间超过 60 分钟的视觉模糊,而这些并不符合视觉先兆的特点。

询问患者"您在头痛之前是否有过持续 5 ~ 60 分钟的视觉障碍?"对于筛选偏头痛患者是很有帮助的。

应用以下视觉先兆等级量表判断(表 5 - 1),则更为敏感和特异。若患者的得分≥5 分,则诊断先兆性偏头痛的敏感性为 96%,特异性为 98%。

表 5 - 1　视觉先兆等级量表

视觉症状特点	风险评分
持续时间 5 ~ 60 分钟	3
逐渐进展≥5 分钟	2
盲点	2
锯齿状/"之"字形线条	2
影响两只眼的同一侧(同向偏盲)	1
最高评分	10

另一种有助于诊断先兆的方法是向患者展示视觉先兆的图片,让患者评估与自身症状的相似性。由于视觉先兆如此特异,因此含糊不清的症状描述不太可能是视觉先兆。另外,在让视觉先兆患者画出症状特征时,若患者画出了锯齿状线条,则对于诊断的帮助很大。

(三)慢性偏头痛诊断标准

1. 每月头痛(紧张型头痛性或偏头痛性)发作超过 15 天,连续 3 个月或 3 个月以上,且符合标准 2 和和 3。

2. 患者至少 5 次发作符合无先兆偏头痛诊断标准的 2 ~ 4 和(或)有先兆偏头痛诊断标准 2 和 3。

3. 头痛持续连续 3 个月或 3 个月以上,每月发作≥8 天且符合下列任 1

项:①无先兆偏头痛诊断标准的 3 和 4;②有先兆偏头痛诊断标准 2 和 3。

4.不能归因于其他疾病。

四、偏头痛的治疗

首先应加强宣教,使患者对头痛的发病机制、临床表现及治疗过程有所了解,解除不必要的忧虑,提高治疗的顺应性。鼓励患者做头痛日记。

偏头痛防治的基本原则:

(1)帮助患者确立科学的正确的观念和目标;

(2)保持健康的生活方式;

(3)寻找并避免各种偏头痛诱因;

(4)充分利用药物治疗和非药物干预手段,包括按摩、理疗、生物反馈治疗、认知行为治疗和针灸等。

药物治疗包括急性发作期治疗和预防性治疗两大类。

(一)急性发作期治疗(图 5-7)

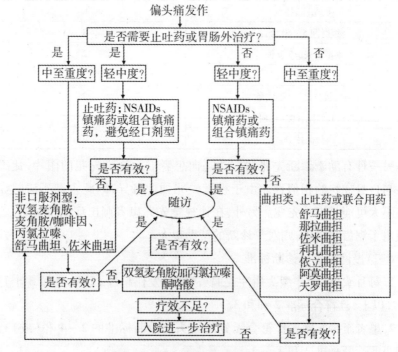

图 5-7 偏头痛急性发作期治疗图解

急性发作期治疗的目的是迅速缓解疼痛、消除伴随症状并恢复日常功能。分为非特异性治疗和偏头痛特异性治疗两种(表 5 - 2)。

表 5 - 2　急性发作期药物治疗

分类	药物	推荐剂量/毫克	每日最大剂量/毫克	证据级别	药动学	注意事项
NSAIDs	对乙酰氨基酚	1000	4000	I A	肝脏代谢,肾脏排泄,$T_{1/2}$ 1 ~ 4 小时,可透过胎盘屏障和血脑屏障	长期使用有胃肠道反应及出血危险;肝脏损害
	布洛芬	200 ~ 800	1200	I A	肝脏代谢,大部分肾脏排泄,$T_{1/2}$ 1.8 ~ 2 小时,关节液中药物浓度高	
	阿司匹林	300 ~ 1000	4000	I A	肝脏代谢,肾脏排泄,$T_{1/2}$ 15 ~ 20 分钟,可通过胎盘障碍	
	萘普生	250 ~ 1000	1000	II A	肝脏代谢,肾脏排泄,$T_{1/2}$ 12 ~ 15 小时,关节液中药物浓度高	
	双氯芬酸	50 ~ 100	150	II A	大部分肝脏代谢,肾脏排泄,血浆半衰期 2 小时,关节腔滑液中血药浓度高	
曲坦类	舒马曲普坦	20,50,100(口服)	300	I A	肝脏代谢,肾脏和粪便排泄,$T_{1/2}$ 2 小时	缺血性心脏病、脑血管病、家族性偏瘫型偏头痛和椎基底动脉型偏头痛、外周血管病、未控制的高血压、妊娠、哺乳期妇女、严重的肝肾功不全者禁用
		25(栓剂)				
		10,20(鼻腔喷剂)	40			
		6(皮下注射)	12			
	佐米曲普坦	2.5,5(口服,鼻腔喷剂)	10	I A	肝脏代谢,尿、粪便排泄,$T_{1/2}$ 2.5 ~ 3 小时	
	那拉曲坦	2.5(口服)	5	I A	大部分肝脏代谢,肾脏排泄,$T_{1/2}$ 5 ~ 6 小时,可通过血脑屏障	不良反应:急性心肌梗死、致命性心律失常、脑出血、脑梗死等
	利扎曲坦	5,10(口服)	20	I A	肝脏代谢,肾脏排泄,$T_{1/2}$ 2 ~ 3 小时,少量分布至脑或脑脊液	
	阿莫曲坦	12.5(口服)	25	I A	主要经肝脏代谢,肾脏排泄,$T_{1/2}$ 3.19 ~ 3.69 小时	
	依来曲坦	20,40(口服)	80	I A	肝脏代谢,$T_{1/2}$ 4 ~ 5 小时	
	夫罗曲坦	2.5(口服)	7.5	I A	肝脏代谢,尿、粪便排泄,$T_{1/2}$ 2 小时	

续表

分类	药物	推荐剂量/毫克	每日最大剂量/毫克	证据级别	药动学	注意事项
麦角胺类	酒石酸麦角胺	2(口服)		B	肝脏代谢,胆汁排泄,$T_{1/2}$2 小时	周围血管疾病患者、缺血性心脏病、严重的高血压、脑卒中患者、甲亢、孕妇、哺乳期妇女禁用
	双氢麦角胺	2(口服或肛栓)	2	B	肝脏代谢、主要通过粪便排泄	
	麦角胺咖啡因	1-2 片	6 片	ⅡB	肝脏代谢,胆汁排泄,$T_{1/2}$2 小时	不良反应:恶心、眩晕、嗜睡、感觉异常、麦角胺类中毒等

1.非特异性治疗药物包括:

①非甾体类抗炎药(NSAIs),如对乙酰氨基酚、阿司匹林、布洛芬、萘普生钠等及其复合制剂;

②巴比妥类等镇静药;

③阿片类药物。后两类药物易成瘾,应慎用,仅适用于其他治疗无效的严重病例。

2.特异性治疗药物有:

①麦角胺制剂;

②曲坦类药物。

药物选择需要根据头痛严重程度、伴随症状、既往用药情况及其他因素综合考虑。

可采用阶梯法选药,首选 NSAIDs,效果不佳,再改用偏头痛特异性药物。亦可分层选药。

轻中度头痛、严重头痛但以往发作对 NSAIDs 反应好者选择 NSAIDs;中重度头痛、对 NSAIDs 反应差直接选用偏头痛特异性药物。有严重的恶心和呕吐时,选用胃肠外给药更佳。胃复安、多潘立酮等止吐和促进胃动力药物不仅能治疗伴随症状,还有利于其他药物的吸收和头痛的治疗。

急性期治疗应尽早使用特异性药物治疗,但不宜多用,以避免造成药物滥用性头痛。

麦角类和曲普坦类药物不良反应包括恶心、呕吐、心悸、烦躁、焦虑、周围血管收缩,大量长期应用可引起高血压和肢体缺血性坏死。以上两类药物具有强力的血管收缩作用,严重高血压、心脏病和孕妇患者均为禁忌。另外,如麦角类和曲普坦类药物应用过频,则会引起药物过量使用性头痛,为避免这种情况发生,建议每周用药不超过 2 ~ 3 天。

(二)预防性治疗

目的是降低发作频率、减轻发作程度、减少功能损害、增加急性期发作治疗的疗效。

1. 预防性治疗的原则:

①排除止痛药物的滥用;

②循证地选择疗效确切且不良反应少的药物;

③从小剂量开始,逐渐加量;

④在 4 ~ 8 周内综合评估疗效;

⑤预防性药物需每日服用,用药后至少 2 周才能见效。应坚持足够的疗程,若有效果持续服用 6 个月,随后逐渐减量到停药;

⑥确立正确的预防期望有助于提高治疗顺应性。

2. 适应证:

①频繁发作,尤其是每周发作 1 次以上严重影响日常生活和工作的患者;

②急性期治疗无效或因副作用和禁忌症无法进行急性期治疗;

③月经性偏头痛;

④可能导致永久性神经功能缺损的特殊变异型偏头痛,如偏瘫性偏头痛、偏头痛性梗死等;

⑤患者的倾向。

3. 常用药物(表 5 - 3)及手术,选择应综合考虑患者的个体情况和药物的药理作用及副作用。

①钙离子拮抗剂,其中盐酸氟桂利嗪循证医学证据较多,推荐应用,能显著降低患者的头痛、前庭性偏头痛的眩晕发作频率和严重程度,以及全身血管神经性反应如困倦、萎靡、头晕头昏、周身酸软、四肢酸痛、腹泻、心悸等。副作用较小,依从性良好,已被国内外指南推荐用于偏头痛预防性治疗的一线用药,且可有效用于头痛、眩晕的对症治疗,每日睡前 10 毫克,口服一周,副作用为长期服用可出现抑郁、震颤锥体外系症状等。

②β 肾上腺素能受体阻滞剂,其中普萘洛尔,噻吗洛尔有较多的循证医学证据;

③抗癫痫药,如丙戊酸和托吡酯;

④抗焦虑抑郁药,如盐酸曲唑酮;

⑤5 - HT 拮抗剂,如苯噻啶;

⑥肉毒毒素 A(Botox)局部注射。

Botox 以除皱及瘦脸美容闻名于世,1992 年 Dr. William Binder 在美容除皱的同时意外发现其有缓解偏头痛的作用,并于 2010 年分别被英国和美国 FDA 批准用于预防性治疗慢性偏头痛的首选药物(A 级证据)。从 2013 年开始 Allergan 以"I don't want to lie down(我不想倒下)"为广告词大力宣传其预防慢性偏头痛,2015 年全年销售额接近 20 亿美元,销售额的极速增长很大一部分来源于预防性治疗慢性偏头痛。

★肉毒毒素治疗慢性偏头痛的优点:

a. 确切疗效,高级别循证依据支持,指南共识推荐;

b. 副作用少,轻微和可逆,安全性高;

c. 操作简单易学;

d. 方便依从性佳;

e. 早期和长期定期治疗获益更明显;

f. 良好的卫生经济学。

★肉毒毒素注射剂量:50～200U。美国 FDA 批准剂量是 155U,而英国批准剂量是 155～195U。

★肉毒毒素注射间隔时间:有效患者间隔每 3～6 个月。

★肉毒毒素注射部位:

a. 固定位点注射法:双侧皱眉肌各 5U,降眉间肌 5U(一个位点),双侧额肌各 10U,双侧颞肌各 20U,双侧枕肌各 15U,双侧颈部脊旁肌各 10U,双侧斜方肌各 15U。

b. 疼痛位点注射法:让患者指出头痛的具体部位及放射区域,针对疼痛点和扳机点进行多点注射,颞肌疼痛点加一点注射 5U,枕肌疼痛点注射点加一点注射 5U,斜方肌疼痛点加一点注射 5U(图 5-8)。

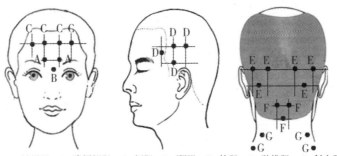

A：皱眉肌；B：降眉间肌；C：额肌；D：颞肌；E：枕肌；F：劲椎肌；G：斜方肌

图5-8　慢性偏头痛的肉毒毒素治疗的注射位点

⑦卵圆孔封堵手术。

通常检查卵圆孔未闭的常用方法有经胸超声(TTE)、经食道超声(TEE)、以及经颅多普勒(TCD)微泡实验检查三种。而经食道超声和经颅多普勒微泡实验法的检出率都相当高，均达95%以上，被称作检测卵圆孔未闭的金标准；有报道微泡法经颅多普勒超声检出率达99%。而经颅多普勒微泡试验法克服了以上缺点，为目前最流行的检测卵圆孔未闭的方法。手术或经皮血管内微创封堵治疗卵圆孔未闭。

表5-3　预防性药物治疗

	药物	每日剂量/毫克	推荐级别	药动学	注意事项
钙离子拮抗剂	氟桂利嗪	5~10	A	肝脏代谢、粪便排泄、$T_{1/2}$19天	抑郁病史、脑梗死脑出血急性期、帕金森及锥体外系疾病患者、孕妇、哺乳期妇女禁用 不良反应：嗜睡、体重增加，锥体外系症状，抑郁
抗癫痫药	丙戊酸	500~1800	A	肝脏代谢、肾脏排泄、$T_{1/2}$7~10小时	肝炎病史、卟啉病、尿素循环障碍者禁用；不良反应：震颤、嗜睡、烦躁、肝功异常、体重增加、脱发等
	托吡酯	25~100	A	主要经肝脏代谢，排泄、$T_{1/2}$18~23小时	对有效成分或磺胺过敏禁用 不良反应：头痛、头晕、感觉异常，视觉异常，代谢性酸中毒等
	加巴喷丁	1200~2400	A	少量体内代谢，主要原形字尿排出，$T_{1/2}$5~7小时	加巴喷丁国骂过敏、急性胰腺炎者禁用 不良反应：嗜睡、眩晕、头痛、失眠、感觉异常，引起血糖升高或降低等

续表

	药物	每日剂量/毫克	推荐级别	药动学	注意事项
β受体阻滞剂	美托洛尔	50~200	A	肝脏代谢、尿排泄，$T_{1/2}$ 5~7小时，易透过血脑屏障和胎盘屏障	心动过缓、低血压未梢循环灌注不良者禁用 不良反应：心动过缓、指端发冷、雷诺现象、疲劳、头晕、血糖降低、血尿素氮升高等
	普萘洛尔	40~240	A	肝脏代谢、肾脏排泄，$T_{1/2}$ 3.5~6小时，易透过血脑屏障和胎盘屏障	支气管哮喘、心源性休克患者、严重心力衰竭患者、低血压患者禁用 不良反应：诱发和加重充血性心力衰竭、眩晕、失眠、感觉异常、皮疹糖耐量降低等
	比索洛尔	5~10	B	肝脏代谢、肾脏排泄，较少透过血脑屏障 $T_{1/2}$ 10小时	
抗抑郁药	阿米替林	25~75	B	肝脏代谢，肾脏排泄，$T_{1/2}$ 32~40小时，可透过胎盘屏障	青光眼、前列腺增生、严重高血压、心脏病、禁用 不良反应：口干、嗜睡、排尿困难、体重增加
其他药物	坎地沙坦	16	B	肾脏和粪便排泄，$T_{1/2}$ 5.1~10.5小时，可透过胎盘屏障	对本药或同类药过敏者、严重肝、肾功能不全或胆汁淤滞患者、孕妇或计划妊娠的妇女禁用 不良反应：头晕或起立时头晕、头痛、失眠、恶心、肝功异常、尿素氮及肌酸酐升高等
	赖诺普利	20	B	肾脏和粪便排泄，$T_{1/2}$ 12.6小时	高钾血症、孤立肾、肾移植、双侧肾动脉狭窄而肾功减退者、孕妇禁用 不良反应：头痛、咳嗽、嗜睡、恶心等

五、偏头痛的日常生活预防

目前无特效治疗方法根除偏头痛，偏头痛发作往往与患者日常生活中的诱发因素密切相关，每位患者的病症诱因都不一样，因人而异，偏头痛患者常常对某种或某几种环境因素或饮食因素敏感而诱发发作。

诱发因素存在着量变到质变的过程，如摄入上述一定量的某些食物，虽然未诱发偏头痛，但偏头痛患者更易出现困倦萎靡、头晕头昏、面色赤红、周身酸软、四肢酸痛、便溏腹泻、心悸、咳嗽咳痰等症状，体现为患者对某种（和/或某些）食物的全身不耐受和异常反应，如食用咖啡后出现心悸，饮酒后便溏腹泻、心悸等；随着摄入量的增加，如食用浓咖啡或过量饮酒，可以诱发或/和加重患者的日常偏头痛；但对于日常无偏头痛发作的隐形偏头痛患者,在骤然发生的过量饮酒、过度疲劳、过激情绪、过低气压等情况下,偏头痛的睡眠基因被唤醒,可导致突发性偏头痛发作。如果经常出现类似刺激,隐形偏头痛可发展为经常发作。

所以,最有效的方式是在偏头痛的缓解期间避免诱发因素进行预防,避免再次发作。

具体注意如下事项:

1. 日常生活中应避免强光线、强声的直接刺激,如避免直视汽车玻璃的反光,避免从较暗的室内向光线明亮的室外眺望,避免对视光线强烈的霓虹灯,避免玩 3D 游戏等。外出佩戴宽边遮阳帽及墨镜。

2. 避免情绪紧张、焦虑、抑郁、失眠等心理精神因素。

3. 避免服用血管扩张剂等药物,尤其注意选择高血压降压及心脏病的血管扩张药物。

4. 避免雌激素过量(口服避孕药,雌激素补充治疗)。如患者在进行雌激素补充治疗,与妇产科联系将雌激素减到最低剂量维持。

5. 不吸烟或咀嚼任何含尼古丁产品,建议患者戒烟。

6. 每日三餐段式定时进餐,避免暴食、饥饿、低血糖。

7. 尽量避免时差、气温、气压、湿度的剧烈变化,避免强烈气味(包括香水、香烟、特殊强烈的食物味道)的刺激。

8. 所有酒精类饮料都会引发头痛,特别是红酒、浓啤酒含有更多诱发头痛的化学物质,能引起偏头痛立即发作,相比之下,伏特加、白酒这类无色酒没有红酒诱发偏头痛那么严重。尤其是目前社交的酒文化氛围下,偏头痛患者频繁在灯红酒绿的甜蜜中,浑然不知酒精饮料就像幕后隐形的"毒药"、"毒品"一样,使自己的生活反复沉浸在酒精兴奋后的头痛和无以名状的困倦萎靡、头昏心悸、周身乏力、四肢酸软、便溏腹泻的痛楚之中,浸泡在酒精熏染的妖魔世界里。

9. 注意饮食。所有患者均应接受饮食治疗方案,而多数食物引起的偏头痛次日发作,尤其是偏头痛患者必须远离富含酪胺酸类食物,是造成血管痉挛的主要诱因易导致头痛发作,这类食物包括:奶酪、巧克力、柑橘类食物,以及腌渍沙丁鱼、鸡肝、牛奶、乳酸饮料。有关偏头痛患者的饮食控制见

表5-4。

表5-4 偏头痛患者的饮食

	应避免、减少或限制的食物	许的食物
咖啡因	咖啡、茶(尤其是发酵茶如红茶、黑茶、乌龙茶,含有咖啡因)、可口可乐、红牛饮料	去除咖啡因的咖啡,中药茶饮或绿茶,无咖啡因汽水,非限制食用水果的果汁
甜点	任何添加巧克力的食物,发酵面包,含奶酪的面包或饼干,新鲜发酵咖啡饼,比萨饼	蛋糕,香味果冻,无巧克力或坚果或酵母的饼干、布丁和谷类
酒精	避免所有酒精饮料尤其是:浓啤酒、红酒如法国勃艮第(红葡萄酒),意大利基安蒂红葡萄酒,麦芽啤酒,红葡萄酒,雪利酒,味美斯酒,苦艾酒,注意含酒精的药物(尼莫同等)	无酒精饮料
乳制品	某些干酪(陈年的或发酵的):法国布里来干酪,荷兰gouda干酪,意大利干酪,罗马诺干酪,羊乳干酪,瑞士乳酪,巧克力牛奶,酸奶油,鸡蛋(每周限3个),酸奶(每日限半杯)	其他奶酪(均质的,2%或脱脂的奶酪):美国脱脂凝乳制成的松软干酪,奶油奶酪,农家干酪,意大利乳清干酪。牛奶。鸡蛋替代品
肉类	灌装的、陈年的、腌制的肉类、香肠;咸肉、咸肉干或者咸鱼,热狗,罐头,罐头汤	新鲜的或者未加工的肉类、禽类、鱼类、羊肉、猪肉、牛肉、金枪鱼
糖类	巧克力及任何含巧克力的食品、糖浆、甜蜜素	食糖,果冻,果酱,果糖
蔬菜	柱状或宽豆类,意大利豆,小扁豆,雪豌豆,蚕豆,菜豆,花豆,豌豆荚,德国泡菜,圆葱,橄榄叶,紫菜,西红柿	甜菜,土豆,胡萝卜,莴苣,生菜,南瓜,菠菜,青豆,以及其他左边没有没提及的蔬菜
水果	无花果,葡萄干,李子,限制香蕉(每日半根)和柑橘类水果(橘子、柠檬,酸橙,葡萄柚子)西柚,柚子,柑橘)(每日半杯)	除不宜食用的所有水果如苹果,干果仁,桃梨,西梅干等
杂类	味精,酵母及提取物,坚果(尤其花生),白醋类,发酵及腌制的食物。发酵汤、酸菜汤	盐适量、柠檬汁、黄油、人造黄油、食用油、少量成品色拉调料

10.营造安静的环境,维持规律的作息,即使在假日也定时上床、起床。放松心情,选择泡泡温水浴,做瑜伽、太极拳等着重呼吸训练、调息的运动,可帮助患者稳定自律神经系统、减缓焦虑、肌肉紧绷等症状,可以避免头痛。

11.坚持写日记,记录头痛情况和影响日常生活的发作情况,写下头痛前的有关因素如所吃的任何食物、生活事件等,下次就诊时带上记录。一份完善的头痛日记可包含患者的头痛发作特点、症状持续时间、诱发缓解因素等,将为临床诊治带来很大的帮助。头痛日记见表5-5。

表5-5　头痛日记

日期	头痛开始时间	最先出现的征象	头痛停止时间	头痛部位	头痛强度（画圈）	可能的诱发因素	治疗措施
月　日				123456789			
月　日				123456789			
月　日				123456789			
月　日				123456789			
月　日				123456789			
月　日				123456789			

第二节　前庭性偏头痛

最早于1917年由Boenheim医生首先提出"前庭性偏头痛"的概念。然而,由于其临床特点极其多变,又缺乏特异性的神经耳科学的特点,致使其在"被认可的路上遭遇了层层阻力"。

1984年Kayan等最先对偏头痛和眩晕的联系做了系统性的描述,随着研究的深入,这些反复眩晕伴偏头痛的患者曾被诊断为偏头痛相关性眩晕/头晕、偏头痛相关性前庭功能障碍、偏头痛性眩晕等。

1999年,Dieterich和Brandt首次倡导使用"前庭性偏头痛(vestibular migraine,VM)"这一术语作为此类患者的诊断,从而取代了所有之前对于此类疾病的诊断。

在花费近一个世纪的时间之后,2012年国际头痛学会和Barany学会共同制定并发表了前庭性偏头痛的诊断标准,将其纳入2018年第三版国际头痛疾病分类诊断标准(ICHD-Ⅲ)的附录中。此举统一了100多年学界对于"前庭性偏头痛"的诊断标准,结束了前庭性偏头痛自发现以来100多年的混乱状态,成功将其带入了各国临床医生和大众的视野中。那么,今天就让我们认识一下前庭性偏头痛究竟是个什么疾病。

前庭性偏头痛是常见的一种混合型(中枢性＋外周性)眩晕疾病,近几年才被越来越多的眩晕诊疗医生所认识,目前已经成为发病率仅次于耳石症的第二位眩晕性疾病,年发病率约0.89%,人群总体患病率约1%,女性平均发病年龄37.7岁,男性为42.4岁,在女性中更为常见,男女比例约为1:5。同时该病也是儿童眩晕的最常见病因。其患者远远多于大家所熟知的梅尼埃病,是"梅尼埃病"的5~10倍。

面对前庭性偏头痛如此庞大的疾病谱,可是,目前人们对这一疾病缺乏足够的认识。在西方国家,误诊率高达80%,我国的误诊率可能更高,神经科医生长期误认为偏头痛和头晕/眩晕是两个诊断,不知道偏头痛与前庭性偏头痛(头晕/眩晕)是共病,具有共同的病理生理基础,而且是继耳石症之后,导致复发性眩晕的第二大常见原因,应当是患者说"头晕",医生想"头痛",重视前庭性偏头痛的识别与诊治。

因此,目前亟待加强对前庭性偏头痛的重视,对病人给予正确诊断,这是治疗的基础,也是进一步开展临床研究的前提。是我们所面临的继推广耳石症(BPPV)诊断治疗理念之后,又一亟待推广的课题!

与偏头痛一样,前庭性偏头痛严重影响着患者的生活质量,发病率高,诊断率低,较易漏诊及误诊,因此精确诊断仍然是临床医生所面临的挑战。

2019年,中国前庭性偏头痛多学科专家共识将其定义为:前庭性偏头痛是临床常见的具有遗传倾向的、以反复发作头晕或眩晕、可伴恶心、呕吐或/和头痛为症候的一种疾病。强调对患者家族前庭性偏头痛症候群的询问,追溯患者家族四代中近100多年的历史,常有头痛遗传背景。

一、发病原因和机制

前庭性偏头痛与偏头痛具有共同的发病原因和机制。在发病机制上和多个相关神经通路之间的相互交叉有关,具有共同的病理生理基础,引起神经系统内的与偏头痛和眩晕有关的组织、细胞发生改变,致使患者在一生的不同时间、空间出现偏头痛、头晕/眩晕发作,形象地讲,就像一棵树上结的两个果,偏头痛与前庭损害(前庭性偏头痛)是并列关系。

同时,前庭性偏头痛还具有其特殊性。

我们知道,在人体中视觉系统、前庭系统(在内耳)和本体感觉共同维系身体平衡,眩晕头晕与前庭通路相关,而头痛与痛觉通路有关。

研究报道,20%左右的头晕患者有头痛的症状,也有约20%的头痛患者有头晕或眩晕的描述。

因此,既头痛又头晕/眩晕的患者,在发病机制上和多个相关神经通路之间的相互作用有关。目前认为,前庭外周刺激信号通过前庭感觉通路传递到中枢的过程中与头痛的相关通路有可能产生交互,病理状态下有可能引发头晕或眩晕合并头痛。

近年来,三叉神经-前庭机制即三叉神经血管学说成为主流观点,三叉神经节发出三叉神经眼支参与三叉神经血管反射系统,支配内耳血液供应,痛觉刺激通过三叉神经血管反射系统可以增加内耳血管通透性,导致血浆蛋白渗出,影响内耳功能,成为前庭性偏头痛可能机制同时也是药物和预防性治疗的机制。

前庭性偏头痛的发病基础既和大脑相应皮层过度兴奋有关,也和传导束及外周前庭器官被激活有关。这可以解释患者出现的各种中枢与外周的前庭症状。外周前庭器官轻度激活,患者可以表现为晕动病;外周前庭器官中度激活,患者可以表现为诱发性眩晕,如良性位置性眩晕;外周前庭器官重度激活,可以表现为类似梅尼埃病的症状。如果前庭中枢部分被激活,患者既可以有眩晕症状,也可以伴有显著的平衡不稳,同时常伴有眼动及自主神经功能障碍。

前庭性偏头痛患者多有家族及遗传史,应当询问四代近100多年的家族史,如祖父母、外祖父母、父母及其同胞、患者同胞、患者子女中是否有前庭性偏头痛、偏头痛患者。

二、临床表现

前庭性偏头痛的临床表现堪称为前庭、耳蜗症状的"集结号",扑朔迷离、复杂多变、变幻莫测,缺少特异性标志,不同的前庭性偏头痛患者其临床表现会有差异,同一患者在不同的年龄或不同的发作期也会表现不同,被业界戏称为"眩晕界最大的模仿者""伪装大师""变色龙"等。

(一)诱发因素

前庭性偏头痛与偏头痛具有共同的多因素的发病诱因(详第五章见第一节),如劳累、情绪改变、焦虑抑郁、睡眠不足、睡眠过多、天气或温度变化、强光、晃动的视觉刺激、喝茶、咖啡、酒精、月经期、食用富含酪胺酸类食物等都可能成为诱发症状的因素。每位患者的病症诱因都各具特点。

(二)前庭性偏头痛与偏头痛相关性

眩晕发作和偏头痛的关系不固定,眩晕可发生在偏头痛之前,也可以出现在偏头痛发作之中或之后。

眩晕、头痛这一对难兄难弟时而结伴而行,时而单打独斗,时而前呼后应。前庭性偏头痛的表现可以是眩晕伴头痛(结伴而行),研究显示同时发生的患者约占17%,也可以只有眩晕发作,约占6%(单打独斗),眩晕与偏头痛也可以先后发作,眩晕可以发生在偏头痛之前、之后的一段时间,约占40%(前呼后应)。见图5-9。

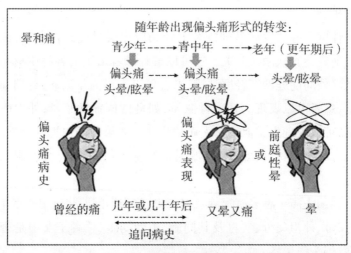

图5-9 偏头痛与前庭性偏头痛发作的时间关系

如上所述,我们发现,"前庭性偏头痛"的命名出现了问题。前庭性偏头痛的表现可以只有眩晕发作,约占6%(单打独斗),或眩晕发生在偏头痛之前,患者病程中无明显头痛的病史和症状,如果医生根据临床表现诊断为"前庭性偏头痛",往往出现概念的混乱,而患者可能认为自己只有头晕/眩晕,没有偏头痛,因而对"前庭性偏头痛"中"偏头痛"的诊断不理解。

另外,"性"是指来源和特性,从字义理解上,前庭性偏头痛从属于偏头痛,前庭性偏头痛往往被人们误以为是以头晕或眩晕为主要表现的头痛病。

　　而实际上,偏头痛代表的是一组临床综合征,在人们对其认识的早期,由于发病时主要表现为一侧头痛最为突出而得名。

　　偏头痛代表的这组临床综合征是一种常见的遗传性慢性全身性神经血管性疾患,它不仅可以引起偏头痛,也可以引起前庭损害的症状,出现头晕/眩晕,即目前定义的"前庭性偏头痛(vestibular migrain)"。其在发病机制上和多个相关神经通路之间的相互交叉有关,具有共同的病理生理基础,引起神经系统内的与偏头痛和眩晕有关的组织、细胞发生改变,致使在患者一生的不同时间、空间出现偏头痛、头晕/眩晕发作,形象地讲,就像一棵树上结的两个果,偏头痛与前庭性偏头痛(前庭损害)是并列关系,只是偏头痛的发病时间较早、发病数量较多而已。

　　偏头痛代表的这组临床综合征除了可以引起偏头痛、前庭性偏头痛(前庭损害出现头晕/眩晕)外,也可以引起其他系统的损害,如偏头痛患者发生缺血性卒中、心绞痛和短暂性脑缺血发作均高于无偏头痛患者,研究揭示偏头痛是脑卒中的一项独立危险因素。偏头痛还与多种疾病共患,如癫痫、抑郁症及情感障碍等,还影响患者的认知功能及言语能力。

　　由于前庭性偏头痛(vestibular migrain)的概念及诊断标准从国外引进,我认为,如果将"vestibular migraine"翻译为偏头痛—前庭综合征,能够更加真实的反映其病理生理机制,解决了"前庭性偏头痛"命名出现的问题。

　　(三)"变色龙"式的眩晕和眼震

　　前庭性偏头痛多变性集中表现为发作期每个患者的症状和临床表现各不一样,异常体征主要表现为眼震,其眼震表现囊括了前庭外周性异常、前庭中枢性异常或者混合性异常的眼震特征,有人把它形象地称为"变色龙眼震"。

　　约70%患者在发作期发生病理性眼震,比如有些患者在发作期间会出现自发性、凝视性、位置性、视觉引起的、头部运动引发的眼球异常运动(眼震)。其中位置性眼震的发生率为40%,扫视性跟踪异常率为20%,这些发现表明存在着中枢性、外周性或混合性的前庭功能障碍。

　　发作期患者通常表现为旋转性的感觉,同时可伴随出现后继效应(如头昏沉感、头晕、眼花、浮沉感、晕动病样感、自觉走路不稳感、头部游泳样或摇摆感等)。多数患者发病时能独自行走,但常感觉自身姿势不平衡,而且特定姿势会诱发和加重眩晕症状。

在发作间期,患者多无相应的异常体征。其异常眼动的概率随着随访时间的延长而显著增高,最新的一个随访5.5～11年研究发现,眼球运动异常病人比例从16%增至41%。最常见的眼球运动异常是中枢性位置性眼震。

1. 自发性眩晕/眼震:包括内感眩晕(自身运动错觉)和外感眩晕(对周围环境的视觉旋转或漂浮)。前庭性偏头痛患者最初多为自发性眩晕,随着病情进展,转变为诱发性眩晕。其眩晕发作持续时间数秒到数天不等。自发性眩晕的发生率是21%～83%。查体可见自发性眼震。

2. 位置性眩晕/眼震:头部空间位置相对于重力发生改变后诱发的眩晕,当头部达到并维持在新的位置时,眩晕症状出现,可持续1分钟以上或瞬时缓解。应注意,位置性眩晕的眩晕症状出现在头部运动之后,而头动性眩晕的眩晕症状出现在头部运动过程中。查体可见位置性眼震,发生率为40%,最常见表现为持续低速、强度小、变化幅度小、持续时间长(通常大于40秒)、无渐强减弱性改变,以下跳性眼震为主。急性期几乎均出现中枢性位置性眼震,可伴有姿势平衡障碍,易倾倒。

很多表现为位置性眩晕的患者在检查后进行了耳石复位,但是仍然会反复眩晕或头晕,没有好转,这时候就不是耳石惹的祸了,也不能把头晕眩晕归咎于耳石,别再冤枉耳石了,因为它是偏头痛造成的。

3. 视觉诱发性眩晕/眼震:是由大型、复杂、移动的视觉刺激诱发的眩晕,包括视觉范围内与身体运动有关的相对运动,又称为相对运动错觉。多数患者的眩晕症状闭眼后可明显缓解,又称为外在眩晕,如身处移动变换的场景(如商业区、电影院、超市等)中诱发产生的眩晕或头晕。是前庭性偏头痛的另一个主要症状,但不具有特异性。

4. 头动诱发性眩晕/眼震:眩晕仅发生在头部运动过程中,是对真实的自身运动产生的扭曲感觉。临床上应与晕动病相鉴别,后者主要表现为一种持续性、恶心的内脏感觉。

5. 头动诱发性头晕伴恶心:头晕的特点是感觉到空间定向紊乱,不伴有运动错觉。眩晕和头晕可以共存或相继发生。

尽管某次发作可能不一定同时出现2种以上形式的前庭症状,但在其整个病程中,前庭性偏头痛患者通常会经历上述几种不同形式的前庭症状,这与 BPPV 或梅尼埃病等疾病显著不同,后者的发作多为单一形式。

前庭性偏头痛的眩晕发作持续时间高度变异,同一患者每次发作持续时间也可从数分钟至数小时不等。一般在 5 分钟至 72 小时,发作时间具有多样性,有以下特点:发作时间为数秒钟的占 10%,数分钟的占 30%,数小时的占 30%,数天的占 30%。发作频率频繁,达 5 次以上。

需要注意,临床上存在一种误区,认为前庭症状的持续时间等同于眩晕发作的时间,根据指南,正确的解释为:因眩晕疾病,患者被迫休息、不能活动的时间。

2012 年 Andrea Radtke 等通过对 61 个患者进行平均 9 年的随访,发现在随访期中 95% 的患者有过自发性眩晕,75% 的患者有过自身旋转感,39% 的患者有过位置性眩晕,61% 的患者有过运动不耐受,54% 的患者有过发作性短暂眩晕,66% 的患者有过姿势不平衡。症状的多样性,无疑增加了诊断的不确定性。

(四)伴随症状

1.前庭性偏头痛最常见的伴随症状有畏光、畏声、恐嗅、喜静、烦躁和视觉或其他先兆。视觉先兆通常是明亮闪烁的光线或曲线,常伴盲点,可影响阅读,典型的视觉先兆持续 5~20 分钟,不超过 1 小时,常局限于一侧象限。部分患者伴有头部运动不耐受。

2.有 20%~30% 的患者出现耳蜗症状,听力损害多为轻度且不会进一步加重,其中 20% 的患者双耳受累。

3.前庭性偏头痛患者,晕动症的发生率明显高于其他前庭疾病。

4.约半数前庭性偏头痛患者合并不同程度的失眠、焦虑、精神心理障碍等,导致病情迁延。

三、诊断标准

诊断前庭性偏头痛的核心要素是伴随偏头痛发作或有偏头痛病史的发作性前庭症状。患病率高,是导致眩晕的最常见疾病之一,但对其临床认知不足,未来针对前庭性偏头痛工作的重点就是提高对其的识别和诊断率。

2012 年,Barany 学会和国际头痛学会共同探讨制定了前庭性偏头痛诊断标准,并在前庭研究杂志上发表。

(一)明确性标准前庭性偏头痛

1. 出现至少 5 次前庭症状持续 5 分钟到 72 小时。

2. 既往或目前存在符合 ICHD 诊断标准的伴或不伴先兆的偏头痛。

3. 至少有 50% 的前庭症状发作时伴有至少一个或多个偏头痛性症状特点:

①头痛为一侧、搏动性、中、重度发作、日常体力活动加重头痛;

②恐声、恐光;

③视觉先兆。

4. 不符合其他前庭疾病或偏头痛标准。

(二)很可能前庭性偏头痛标准

1. 出现 5 次前庭症状持续 5 分钟至 72 小时。

2. 符合明确性前庭性偏头痛诊断标准中的 2 或 3。

3. 不符合其他前庭疾病或偏头痛标准。

下面解读一下 Barany 学会和国际头痛学会制定的前庭性偏头痛的诊断标准:

1. 为何描述"出现 5 次前庭症状"?

这一概念强调了发作次数的"多"。前庭性偏头痛与耳石症有诸多相似,但在发作频率上,前庭性偏头痛频率要更高。另外,在梅尼埃病的诊断标准中,前庭症状的次数被定义为"2 次"。仅仅一次的发作并不能诊断为梅尼埃病。前庭性偏头痛的前庭症状特点具有多样性,包括自发性眩晕、视觉引发的眩晕、头部运动引发的眩晕、头部活动过程中出现位置性眩晕、头部运动引发的头晕伴眼震和恶心。根据 WHO 的国际前庭疾病分类标准,前庭症状具体分为 4 大类,包括:眩晕、头晕、前庭视觉症状和姿势异常。而在前庭性偏头痛中,每一种类型的前庭症状均可出现,且这些不同类型的前庭症状即可以出现在不同的患者中,又可以出现在同一个患者的不同发作次中。

2012 年 Andrea Radtke 等通过对 61 个患者进行平均 9 年的随访,发现在随访期中 95% 的患者有过自发性眩晕,75% 的患者有过自身旋转感,39% 的患者有过位置性眩晕,61% 的患者有过运动不耐受,54% 的患者有过发作性短暂眩晕,66% 的患者有过姿势不平衡。症状的多样性,无疑增加了诊断的不确定性。

2. 前庭症状持续时间为什么以"5 分钟到 72 小时"为诊断标准?

这是由于前庭性偏头痛患者中,发作时间具有多样性,有以下特点:①约 30% 持续几分钟;②约 30% 发作几小时;③另 30% 则可发作几天;④剩余 10% 仅持续几秒。需要注意,临床上存在一种误区,认为前庭症状的持续时间等同于眩晕发作的时间,根据指南,正确的解释为:因眩晕疾病,患者被迫休息、不能活动的时间。

3. "至少有 50% 的前庭症状"和"1 个或多个"偏头痛特点?

诊断标准中,患者的症状可包括:单侧头痛、搏动性、中、重度发作;恐声、恐光;视觉先兆。在头痛疾病分类中,前庭性偏头痛属偏头痛,但不同于偏头痛先兆和基底型偏头痛(头痛分类第三版的测试版中后者变更为脑干先兆性偏头痛),需要与其相鉴别。眩晕发作和偏头痛的关系不固定,眩晕可发生在偏头痛之前,也可以出现在偏头痛发作之中或之后,

4. 中重度的前庭症状。

前庭症状如果干扰日常活动但没有阻碍则为"中等",如果难以进行日常活动则为"严重"。

5. 如何理解"不符合其他前庭疾病或偏头痛标准"?

这一诊断标准表明,前庭性偏头痛的诊断为排除诊断。主要需要排除的疾病包括外周性眩晕疾病和中枢性眩晕疾病。在耳鼻喉科门诊中,良性阵发性位置性眩晕、梅尼埃病和前庭神经元炎占绝大多数,其次是精神性眩晕,再次是前庭性偏头痛。

6. 辨析良性眩晕疾病和少见恶性眩晕。

对于具有以下症状的患者,需警惕后循环缺血:①急性眩晕发作,伴有其他局灶性神经功能障碍症状;②突然新发的颈痛、头痛,伴有其他局灶性神经功能障碍症状;③不忽略复视和构音障碍。

四、鉴别诊断

(一)梅尼埃病

梅尼埃病与前庭性偏头痛是临床容易混淆的两大眩晕疾病。常常都以头晕/眩晕、耳鸣、耳闷不适、听力下降等症状来诊。鉴别诊断是临床诊疗一大难点。在临床上,梅尼埃病和前庭性偏头痛的诊断主要依赖于病史。它们之间需要鉴别的原因包括:

1.两种疾病的症状可有重叠;

2.患者可同时符合这两种疾病的诊断标准;

3.临床表现提示梅尼埃病,但未达到梅尼埃病的诊断标准;或者梅尼埃病患者有前庭性偏头痛相关症状,但未达到前庭性偏头痛的诊断标准。

这些是梅尼埃病和前庭性偏头痛诊断的主要挑战。梅尼埃病患者有前庭性偏头痛的比例是普通人的2倍,偏头痛患者也更容易患梅尼埃病。

对于一时鉴别确有困难的患者,随访可能是最好的选择。从以下听觉症状(表5-6)、前庭症状(表5-7)、伴随症状(表5-8)三个方面进行鉴别。

表5-6 梅尼埃病与前庭性偏头痛鉴别:听觉症状

听觉症状	梅尼埃病	前庭性偏头痛
耳鸣	耳鸣常见	耳鸣较听力下降更常见
频率损害	低频→高频→中频	高频为主,少数低频
程度	以听力下降程度分期	<20%有轻度听力下降
侧别	单侧多见,少数双侧,常不对侧	双侧对称性下降多见
病程进展	波动性、持续性、进展性	稳定或进展缓慢

注:1.梅尼埃病患者的听力下降初期以低频下降为主,之后高频累及,呈"山峰型"听力曲线表现,最终中频亦累及,成平坦型曲线。

2.梅尼埃病根据患者最近6个月内间歇期听力最差时0.5、1.0及2.0千赫兹纯音的平均听阈进行分期。一期:平均听阈≤25dBHL;二期:平均听阈为26~40dBHL;三期:平均听阈为41~70dBHL;四期:平均听阈>70dBHL。患者发病初期听力下降呈波动性,随着发作次数增加,听力逐渐明显下降,最终可能达重度感音神经性听力下降。前庭性偏头痛的听觉症状一般比较稳定,不进展或者进展缓慢。

3.在耳蜗症状上,前庭性偏头痛多为双侧耳听力下降的主观感觉,无听力下降的客观证据;虽然有双耳梅尼埃病,但大多梅尼埃病单耳发病,可记录波动性感音神经性耳聋,耳聋随眩晕的反复发作而加重。

表5-7　梅尼埃病与前庭性偏头痛鉴别:前庭症状

前庭症状	梅尼埃病	前庭性偏头痛
发病年龄	相对年长,随年龄增长而增加	相对年轻
前庭症状	自发性、旋转性、较剧烈、发作形式刻板	眩晕、头晕、运动不耐受等,症状较轻微
发作频率	较低,一般不超过每月1次	较高,甚至每周发病
发作强度	相对较重	相对较轻
持续时间	一般在2~12小时	数分钟至72小时,头晕昏沉可达1个月

注:1.前庭性偏头痛患者的发病形式常见的有以下三种:(1)年轻时期出现偏头痛表现,反复发作10年以上,中年出现前庭症状,头痛表现反而逐渐减轻,(2)偏头痛和头晕共存,可能分离,亦可能伴随,(3)完全没有偏头痛症状和病史,以反复发作性的头晕/眩晕为主要表现。

2.梅尼埃病的发病率随年龄增长而增加,61~70岁为高峰期。

3.部分梅尼埃病与前庭性偏头痛共病患者可以每周发病。

4.梅尼埃病是内耳病,周围性前庭疾病,而前庭性偏头痛是中枢性前庭疾病。

5.在前庭症状上,梅尼埃病患者是眩晕,为运动错觉,描述为客观上身体相对于地球引力的位置本身没有改变,却主观感受身体运动,是自发性、旋转性眩晕;前庭性偏头痛是运动不耐受,为身体不稳感,空间位置定向障碍,或身体主动、被动运动时出现莫名的不安。

6.当持续时间为数秒/数十秒时应与耳石症鉴别,当持续时间为数小时时,应与梅尼埃病鉴别,当持续时间大于24小时时,应与前庭神经炎或伴发眩晕的突发性耳聋或后循环中(首发)或多发性硬化疾病(反复发作)鉴别。

表5-8　梅尼埃病与前庭性偏头痛鉴别:伴随症状

伴随症状	梅尼埃病	前庭性偏头痛
伴随	耳聋、耳鸣、耳闷	偏头痛样头痛、畏声、畏光、视觉先兆
头痛体征	双侧多见,强度,不影响生活	单侧多见,中重度,影响生活工作
眼震	自发性,水平为主	位置性眼震为主,形态多样,方向可变
情绪障碍	有,短期存在	更常见,频发者可长期存在
其他症状	恶心、呕吐多见	腹泻、尿频(5%~10%)、听觉过敏(10%)恐嗅症(15%)、恶心

注:前庭性偏头痛的位置性眼震虽然多样,但临床上可能与耳石症、轻嵴帽、中枢性恶性眩晕混淆,应仔细观察,并试行耳石复位,有效者考虑耳石症,无效者应谨慎鉴别。还应考虑到前庭性偏头痛反复发作并继发耳石症的可能。

(二)良性阵发性位置性眩晕(耳石症)

耳石症也经常和前庭性偏头痛有关联,症状也有相似之处,所以,前庭性偏头痛的位置性眩晕患者应当与耳石症鉴别。

前庭性偏头痛有时只有单纯眩晕发作,类似耳石症,鉴别诊断时可在急性期直接观察其眼震持续时间、发作频率及眼震类型,其位置性眼震的特点为持续性,不显示单一半规管的特点;而耳石症眼震具有时间短、潜伏期、疲劳性、角度性变位等特性,诊断的金标准是变位试验阳性。

(三)后循环缺血

伴有多种血管危险因素的眩晕患者应警惕小脑或脑干卒中。大多数脑干或小脑病变常伴有中枢神经系统损害的症状和体征如肢体麻木无力、复视、构音障碍、饮水呛咳、共济失调等,而少数小脑梗死仅表现为孤立性眩晕,可进行床旁检查(甩头试验—凝视眼震—眼偏斜)联合影像学检查(MRI平扫+弥散加权成像)明确诊断。

2019 年,中国前庭性偏头痛多学科专家共识中制定了诊断及疾病诊断的流程图,见图 5 - 10。

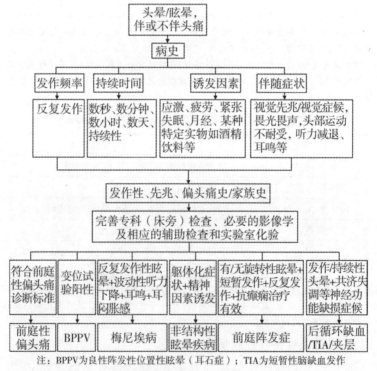

图 5 - 10 前庭性偏头痛的诊断与鉴别诊断流程图

五、治疗

现阶段前庭性偏头痛的发病机制还不明确,因此前庭性偏头痛的药物治疗缺少特异性、针对性的治疗方案。

当前庭性偏头痛影响患者的工作和生活时,应该给予治疗。治疗分为急性期治疗和预防性治疗。可参考偏头痛的综合管理模式。

1. 急性期治疗以快速,持续镇痛,减少头痛、眩晕的再发生,恢复患者的正常生活状态为目的,止痛止晕治疗,急性期治疗的药物主要是曲坦类,舒马曲坦对偏头痛及偏头痛相关性眩晕均具有良好的疗效。其他如钙离子拮抗剂(氟桂利嗪)、非甾体消炎药、倍他司汀片以及一些止吐的药物。

2. 预防性治疗,其目的是降低头痛和头晕的发作频率,减轻发作程度,减少失能,增加急性发作期治疗的疗效。

预防性治疗有效性的指标是,头痛及头晕发作的频率、程度、持续时间、功能损害的程度下降,疗效观察在 3 ~ 6 个月之间,应在 3 个月后评估治疗反应。预防性治疗理想目标是使发作频率降低 50% 以上。

指南推荐预防偏头痛药物包括 β 受体阻滞剂(普萘洛尔、美托洛尔)、钙离子拮抗剂(氟桂利嗪)、抗癫痫药(托吡酯、丙戊酸钠、拉莫三嗪)、抗抑郁焦虑药物等。

氟桂利嗪(10 毫克)能显著降低前庭性偏头痛患者的眩晕发作频率和严重程度,副作用较小,依从性良好,已被国内外指南推荐用于偏头痛预防性治疗的一线用药,且可有效用于眩晕的对症治疗,每日睡前 10 毫克,口服 1 周,长期服用,可出现震颤等副作用。

3. 前庭功能康复技术,当前庭性偏头痛长期发作后,容易转化为慢性病程,这时,患者会长期断断续续头晕和头痛,这是整个管理人的平衡的血管—神经功能紊乱的结果。药物治疗在改善患者病情的同时,而应当采取综合的诊疗方案。发作间歇期的症状,尤其是不平衡感,应当进行前庭康复治疗,已被证明是前庭性偏头痛患者的有效辅助治疗,甚至可以作为独立的治疗方案。

通过一系列有针对性的个体化康复训练方案,提高患者的前庭位置觉、视觉和本体感觉对平衡的协调控制能力,调动中枢神经系统的代偿功能,减轻或消除病人的头晕、眩晕症状,防止跌倒,改善患者的生活质量。参照第七章的前庭康复训练。

4. 良好、规律的生活习惯可以预防前庭性偏头痛的发作。必须明确认识到凡是诱发偏头痛发作的因素同样可以诱发前庭性偏头痛的发作,仔细思考琢磨,看自己的发作诱因是什么? 然后尽量去避免或提前预防性用药。临床上比较常见的诱因是失眠、情绪不好、咖啡、烟酒、红酒、索米痛片、月经期或者某种强光或特殊场景等。尽管诱因个体差异很大,但避免诱因仍是非常重要的非药物治疗方法之一。偏头痛与前庭性偏头痛具有共同的诱发因素,在日常生活中避免诱发因素、预防发作也是共同的,详见本章第一节中"偏头痛的日常治疗预防"。

附:科普文章

哈市一院王中卿:
经常性偏头痛眩晕 日常防范有哪些要领

新浪黑龙江 2019 年 3 月 31 日

今年 33 岁的刘女士,读初中时就患有经常性的偏头痛,每次发作起来,还伴有恶心、呕吐、怕光照、头晕目眩等症状,尤其是在饮红酒、吃甜点、喝酸奶及熬夜时,头痛情况更为剧烈。近几年里,小刘又莫名其妙地在翻身起床、转身摇头,甚至在超市看到人头攒动时,都会迷糊和眩晕,经常无法上班。为此,刘女士走上了漫漫的求医路,先后做过头颅和颈椎的磁共振、CT、血管造影、血管彩超和各种化验,得出的结论不一而足,如脑供血不全、颈椎病、眩晕、耳石症等,但治疗效果始终不明显。近日,在接诊这位小刘女士时,黑龙江省著名眩晕病诊疗专家、哈尔滨市第一医院神经内科二病房主任王中卿教授根据她的各种诊断资料,结合详细查体问诊,最终确认刘女士为"前庭性偏头痛"。经过精准用药及科学的饮食调理,小刘的病情已经显著好转了。

偏头痛临床以发作性中重度、搏动样的头痛为主要表现,多为偏侧疼痛,一般可持续 4~72 小时,人群中患病率为 5%~10%,患者常在若干年之后开始并发头晕、眩晕,这一病症近年来才被越来越多的医生所认识。2012 年,世界头痛协会将这种与偏头痛相关的常见混合型眩晕性疾病命名为"前庭性偏头痛",目前已成为发病率仅次于耳石症的第二位眩晕性疾病,年发病率约 0.89%,人群总体患病率 1%,女性平均发病年龄 37.7 岁,男性 42.4 岁,在女性中更为多见,男女比例为 1:5,其患病人数远远高于大家熟知的梅尼埃病(一种内耳疾病),为后者的 5~10 倍,甚至像感冒一样常见。根据世卫组织全球疾病负担调查的一项研究结果,偏头痛现已被列入第 6 位致残性疾病。

临床观察表明,约 20% 的头晕患者有头痛症状,而头痛病人伴发头晕或眩晕的比例,也在 20% 左右。为什么偏头痛和眩晕喜好结伴而行呢?王中卿教授解释说,既头痛又头晕(眩晕)的人,在发病机制上与多个神经通路间相互交叉脱不了干系,二者具有共同的病理生理基础,就像一棵树上结的两个果,致使神经系统内与偏头痛和眩晕有关的组织、细胞悄然发生改变,由此使偏头痛、头晕、眩晕纷至沓来,兴风作浪。

当前,对偏头痛急性期发作期病例,临床上多给予麦角类、曲坦类、非甾体等特异药物加以控制;在严重恶心或呕吐时,可配合使用胃复安、多潘立酮等止吐药;还可以用针灸、理疗、按摩等中医方法促进病情缓解。但一个不争的事实是,目前尚无特效疗法能够根除偏头痛及前庭性偏头痛,其发作往往与患者日常生活中的种种诱因相关联,要从源头上进行预防,消除隐患。

1. 不当饮品和食物均会酿成劣性刺激。

王中卿着重强调指出,偏头痛病人往往表现出对多种食物的不耐受,包含葡萄酒、红酒、浓啤酒、白酒、洋酒在内的几乎所有酒精类饮料都会"引爆"偏头痛;尤其是红酒、浓啤酒里面含有更多诱发头痛的化学物质酪胺酸,饮用后常常使偏头痛立即发作。在当今社交场合酒文化的氛围下,许多喜欢品饮红酒的偏头痛病人,反复沉浸在酒精兴奋后的头痛和无以名状的困倦萎靡、头昏心悸、周身乏力、四肢酸软、便溏腹泻的状态中,绝对想不到是珍爱的美酒对脑血管及神经的劣性刺激所致。

不仅如此,平时常见的咖啡因饮品、甜点、乳制品、面包谷物,以及部分肉类、糖类、蔬菜、水果、汤类也会酿成偏头痛,特别是酪胺酸之类的食物危害甚烈,可直接造成脑血管痉挛,加重偏头痛及前庭性偏头痛,需高度警惕。王中卿主任开出的名单有——

①咖啡因:茶、可口可乐、咖啡、红牛功能饮料;②甜点:任何含有巧克力的食物,如冰激凌、布丁、馅饼;③乳制品:干酪、乳酪、酸奶、酸奶油;④面包谷物:家庭制作的发酵面包、含奶酪的面包或饼干、酵母面包、炸面包圈;⑤糖类:巧克力糖、糖浆;⑥蔬菜:宽豌豆、豌豆荚、小扁豆、雪豌豆、蚕豆、菜豆、花豆、圆葱、橄榄叶、紫菜、西红柿;⑦水果:橘子、柚子、柠檬、番木瓜果、无花果、李子、葡萄干;⑧汤类:罐头汤、酸菜汤。对偏头痛的人来说,这些饮品、食物和果蔬还是尽量忌口为好。

2. 避开日常误区并养成良好生活习惯。

与此同时,王教授告诫,下列情况也是偏头痛的重要幕后推手,一定要敬而远之。

一是日常起居或外出时,要避开强光线的直接刺激,如避免直视汽车玻璃的反光,避免从较暗的屋内向光线明亮的室外眺望,避免对视光线强烈的霓虹灯。

二是避免情绪紧张、焦虑、抑郁、失眠等不良心理精神因素。

三是避免服用血管扩张剂等药物,要在医生指导下,合理选择高血压降压药和心脏病的血管扩张药。

四是补充雌激素或口服避孕药期间,避免雌激素摄入过量。如需进行雌激素用药治疗,宜减至最低维持剂量。

五是不吸烟或咀嚼任何含尼古丁类产品,建议戒烟。

六是一日三餐要定时饮食,避免饥饿和低血糖。

第六章　梅尼埃病

梅尼埃病是一种原因不明的、以膜迷路积水为主要病理特征的内耳疾病。在1861年由法国医师 Prosper Ménière 诊治的一名"白血病"女青年突发眩晕、耳鸣、耳聋,死后颞骨病理切片显示膜迷路内有血性渗出物,他首次提出内耳疾病可出现眩晕、耳鸣、耳聋等症状,为纪念他的突出贡献,后来,以他的姓为该病命名。临床表现为反复发作的旋转性眩晕、波动性听力下降、耳鸣和(或)耳闷胀感。发病年龄4~90岁,发病高峰为40~60岁,女性多于男性(约1.3:1),儿童梅尼埃病患者约占3%。双耳患病者占10%~50%。以往多年曾被称为"美尼尔病",1989年"自然科学名词审定委员会"根据法语读音确译为"梅尼埃病"。

第一节　病因

梅尼埃病的病因目前仍不明确。1938年 Hallpike 和 Cairns 报告本病的主要病理变化为膜迷路积水,目前这一发现得到了许多学者的证实。然而膜迷路积水是如何产生的却难以解释清楚。目前已知的病因包括以下因素:各种神经血管调节障碍、感染因素(细菌、病毒等)、损伤(包括机械性损伤或声损伤)、耳硬化症、梅毒、遗传因素、过敏、肿瘤、白血病及自身免疫病等。

病因是多方面的,一般认为有以下因素:

一、内耳血液循环障碍及自主神经功能紊乱

正常状态下,交感、副交感神经互相协调维持内耳血管的舒缩功能,若交感神经占优势,导致小血管痉挛而产生膜迷路积水。梅尼埃病的很多证据说明是由于交感神经系统紊乱,引起内耳血管痉挛,造成血管血流量下降,内淋巴液分泌减少,中间代谢产物聚集,蜗管内渗透压增高,外淋巴间隙与血管内的液体向内淋巴渗透而形成积液。因梅尼埃病人对内因性或外因性去甲肾上腺素的血压反应力减退,情绪激动和劳累过度等往往可作为诱发因素。

二、先天发育异常

先天性解剖异常如前庭水管(VA)狭窄、耳发育不良,乙状窦前移,耳蜗导水管闭塞,内淋巴导管狭小或闭塞,内淋巴囊发育很小或缺如,椭圆囊瓣或膜迷路中任一通道发育狭窄或闭锁,均可发生此症。

三、内分泌紊乱和代谢异常

Iwata(1958 年)首次提出本症是脑垂体和肾上腺间内分泌失调引起的综合征。主要表现在血及淋巴液内钾含量失调,类脂质代谢紊乱,电解质及蛋白成分发生改变,因此高血脂及低纤维蛋白等,均可诱发本症。此外甲状腺功能减退,可引起粘液性水肿,由此引起内耳血循环障碍,可产生迷路积水,补充甲状腺素可使症状缓解。

四、颅脑外伤

外伤引起颞骨骨折、内耳出血,造成耳蜗导管或前庭导管堵塞,内淋巴循环障碍,而产生积水现象。

五、内耳免疫反应

Quinke(1893 年)曾提出本病与血管神经性水肿有关。内耳局部产生抗体的事实,已为临床界所接受。据 Hughes(1983 年)报告,自身免疫诱发的梅尼埃病约占 10% ,而 Shea(1982 年)报告估计为 50% 。

六、变态反应

Duke(1923 年)提出本症与 I 型变态反应直接有关,以食物性过敏原如小麦、牛肉、牛奶、鸡蛋等多见,而吸入性过敏原如花粉、灰尘等则较少。摄入过敏食物或皮内注射过敏食物提取物便可发病,去除某种过敏食物症状即可得到缓解,具有明显的季节性,常伴其他过敏性疾病。据 Pulec 报告 162 例梅尼埃病中,I 型变态反应占 14% 。

七、基因遗传因素

Koyama 认为,10% ~ 50% 的患者可能与遗传因素有关,存在家族聚集倾向。多为常染色体显性遗传。COCH 基因是人类发现的第一个伴前庭功能障碍的常染色体显性遗传非综合征性耳聋基因,COCH 基因突变患者可出现一系列耳蜗、前庭功能障碍症状,目前,COCH 基因是否为梅尼埃病致病基因都是研究的热点。

八、精神因素

精神情绪因素、睡眠障碍、不良生活事件在梅尼埃病的发作具有明显关联性。第二次世界大战后,日本梅尼埃病短时间内患病率急剧增高10倍。提出强大的精神压力和身心功能紊乱可引起内耳生理功能的异常和崩溃。

九、高盐多饮的不良生活习惯

多数梅尼埃病患者具有高盐、嗜咸饮食习惯,这种情况可以导致血液高钠状态,影响内耳膜迷路内的渗透压,加重膜迷路内积水;同时,患者大量饮酒或出于排毒、稀释血液等想法,大量饮水、饮茶等,导致血液水负荷过重。高盐多饮可导致体内水钠潴留,在梅尼埃病患者内耳"防水"功能缺陷情况下加重膜迷路内积水、"内涝",就像江河到了洪峰季节,水位高涨,借助高压力穿过堤坝及岸边薄弱地带,形成远隔部位的"管涌",所以,建议患者戒盐限水,并应用利尿剂,可以取得良好的治疗效果。

十、其他

慢性扁桃体炎、鼻副窦炎等病灶的细菌毒素和病毒感染或梅毒等,均有可能通过中毒、损伤和免疫反应等而导致管壁通透性增加,引起迷路积水。

综上所述,迷路的神经血管功能紊乱是本症发病的基础,原因是多方面、多因素、多变量的,共同促使其病理生理的发生发展。

第二节　发病机制

梅尼埃病是以膜迷路积水为主要病理特征的内耳疾病。

内耳是由主管平衡感觉的前庭系统(三个半规管、耳石器)和主管听觉的耳蜗两部分组成(图6-1)。

内耳的构造像"迷宫"一样错综复杂,因此又称迷路,迷路就像一个双层保温杯,外层是由骨质围绕而成的"骨迷路",内层是由被膜覆盖的"膜迷路",骨迷路和膜迷路两层之间的腔隙流动着外淋巴液,并和脑脊液相通,膜迷路借助于

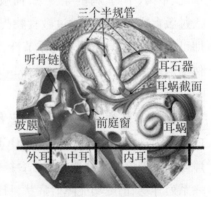

图6-1　内耳的组成

细小网状纤维束悬浮于骨迷路内的外淋巴液中,膜迷路(即比喻的保温杯内)内含有内淋巴液,自成一封闭系统,内淋巴液就像一条河流,把三个半规管、耳石器和耳蜗联系沟通在一起,并经内淋巴管到内淋巴囊流出并吸收(图6-2)。

三个半规管和耳石器的功能,已在第四章第一节"前庭结构和发病机制"中阐述。

内耳的耳蜗是一个像蜗牛壳形状的器官,由蜗螺旋管绕蜗轴卷曲两周半构成,呈三角形的螺旋状,螺旋管内分为上下两层,一层为鼓室阶,另一层为前庭阶,鼓室阶和前庭阶之间的间隙称为蜗管,鼓室阶和前庭阶之间充满外淋巴液,蜗管内充满内淋巴液(图6-3)。

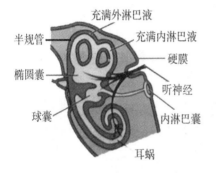

图6-2 内耳的淋巴液

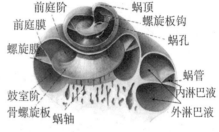

图6-3 耳蜗截面(通过蜗轴的剖面)

我们听到的声音,是声音经外耳道振动鼓膜,然后由听骨链传播空气的振动,从内耳的前庭窗传入耳蜗,于是,耳蜗内的外淋巴液产生振动,同时基底膜也发生共振,高音使耳蜗前面的基底膜共振,低音使耳蜗背面的基底膜共振(梅尼埃病首先损害这个部位耳聋以低频为主),形成神经电信号,经过听神经传递给大脑的听觉中枢,所以,耳蜗是声音能量转换器。

综上所述,听力是由传导声音的外耳、中耳的传音系统→内耳的感音系统→听神经→大脑听觉中枢系统组成,这个过程的任何一个环节出现异常,都会引起耳鸣、听力下降。

如果内淋巴液这条迂曲萦绕的河流突然涨水,或由于内淋巴管、内淋巴囊流出道阻塞,导致三个半规管、耳石器和耳蜗积水及压力急剧增高而出现各种临床症状,由于三个半规管、耳石器和耳蜗积水的先后顺序、轻重以及发作的间隔时间每个患者各不相同,所以,眩晕—耳鸣—耳聋三大症状,就像每个人弹琴的三重奏,都有各自的发病特点和规律,所以,梅尼埃病的临床症状表现为显著的个体化。

梅尼埃病最显著的病理特征是内淋巴系统扩张,主要变化是下迷路(蜗管和球囊)膨胀(图6-4),临床出现发作性耳鸣、耳聋、耳闷胀感,蜗管扩张表现为前庭膜膨隆,前庭阶空间缩小、甚至消失阻塞;球囊可扩大4~5倍。上迷路(三个半规管、椭圆囊)出现积水,可引起发作性眩晕。

梅尼埃病另一个重要的病理特征是膜迷路破裂,可能与症状的缓解与加重有关,三个半规管与椭圆囊、球囊衔接处是膜迷路最薄弱地带,膜迷路内积水及压力增高导致内层细胞破裂,形成囊样凸起,刺激壶腹嵴顶,甚至囊样凸起破裂,导致内、外淋巴液混合,刺激前庭系统,产生眩晕。前庭膜有很强的愈合能力,破裂口很快愈合,症状消失。如果压力反复增高,就像皮肤疖肿一样,形成破裂—愈合的恶性循环,可以解释梅尼埃病的反复发作的临床特征。

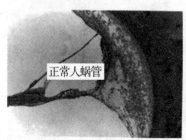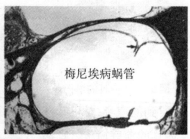

图6-4 正常人与梅尼埃病的蜗管比较

第三节 临床表现

梅尼埃病主要表现为三大症状,即半规管水肿产生发作性眩晕、耳蜗水肿引发波动性听力下降、耳鸣和耳闷胀感,根据水肿部位的先后以及严重程度,患者三个症状的发生、发展及先后次序也各不相同,表现为时间、空间的多样性。

发病早期,前庭及耳蜗症状可以单独发作,随着内淋巴液水肿的进程,一年、数年甚至十几年,三大症状才会逐渐显现出来,呈现出极不和谐的"三重奏"。梅尼埃病患者反复眩晕发作可达96.2%,耳鸣可达91.1%,同侧听力下降87.7%,约三分之一患者在眩晕发作前出现耳蜗水肿症状。患者首先出现耳蜗症状如吹风样、流水样耳鸣、耳部闷胀感或听力下降的前奏。这个前奏时间长短不等,一天或数分钟,然后眩晕突然发作,症状强度迅速达到高峰,并在20分钟到数小时后逐渐缓解。多数患者早期眩晕发作,数年甚至十几年后出现出现波动性耳鸣、耳聋。

一、发作性眩晕

三分之二的患者以眩晕为首发症状。多为突发天旋地转感的旋转性眩晕伴明显眼震,患者常感周围物体围绕自身沿一定的方向旋转,闭目时症状可减轻。常伴有恶心、呕吐、出冷汗、脸色苍白、血压下降或升高等自主神经反射和失去平衡的症状表现,且卧床不起,头部的任何运动都可以使眩晕加重,患者被迫一动不动,直至发病停止。患者意识始终清楚,个别患者即使突然摔倒,也保持着清醒状态。

眩晕持续时间通常在20分钟或数小时,最长者不超过24小时,而在充分休息或有效治疗后才能逐步缓解。

在眩晕发作开始的数分钟内,患侧前庭兴奋性增高,引起刺激性的自发性眼震快相朝向患耳侧,并向健侧跌倒;在随后的数小时到一天内出现抑制性自发性眼震快相则朝向健侧(患侧损害造成健侧兴奋性相对增高引起的自发性眼震),并向患侧跌倒。有患者形容"犹如置身于洗衣机旋转着的滚筒,癫狂难耐的状态生不如死"。

眩晕发作后可转入间歇期,症状消失,间歇期长短因人而异,数日到数年不等。眩晕可反复发作,同一患者每次发作的持续时间和严重程度不尽相同,不同患者之间亦不相同。

二、耳鸣和耳闷

耳鸣可能是本病最早期的征兆,早期多为间断性或持续性的低调吹风样或嗡嗡样,像蜜蜂不停地扇动翅膀。随着病情的进展,尤其在眩晕发作时耳鸣容易转变为高调蝉鸣。晚期可出现多种音调的混合嘈杂声,如铃声、蝉鸣声、风吹声等。耳鸣可在眩晕发作前突然出现或加重。病程初期,眩晕发作间歇期耳鸣可完全消失,久病患者耳鸣可持续存在。少数患者可有双侧耳鸣。

引起耳鸣的原因,是内淋巴液积水导致内耳耳蜗的基底膜损害造成的,正常情况下,从外耳、中耳传入到内耳的各种声音是由耳蜗的基底膜感受的(图6-5),基底膜上感受各种声音的感觉毛细胞从高频(类似于女声)到低频(类似于男声)像钢琴的琴键有序地排列在一起(图6-6D),由蜗螺旋管绕蜗轴卷曲两周半构成耳蜗(图6-6A、B),当声波经中耳传至前庭窗,导致外、内淋巴液震动引起基底膜移位(图6-7),刺激基底膜毛细胞运动(图6-8),使声能转换为神经冲动,那么,耳蜗底部基底膜的毛细胞感受高频声音,耳蜗顶部基底膜的毛细胞感受低频声音,就像钢琴的琴键感受我们的弹奏一样,如果琴键出现故障,我们按下后琴键不再复原,可以想象那时不再是美妙的音乐,而是令人不愉快的噪音(图6-9)。同样道理,如果基底膜毛细胞的低频部分出现故障,就会出现低沉的"嗡鸣"声,如果高频部分出现故障,就会出现高调的"蝉鸣或喇叭"声,如果出现高频、低频混杂的耳鸣,说明基底膜损害范围广泛所致。

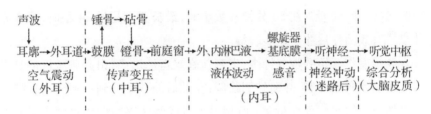

图6-5　听觉传导的过程

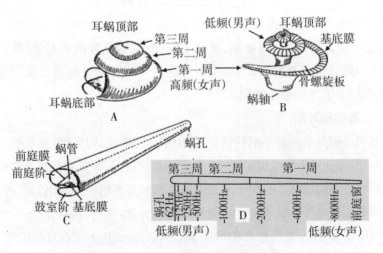

图6-6　耳蜗基底膜高、低频分布

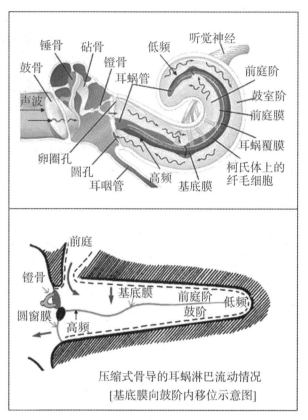

图6-7　声波震动引起耳蜗基底膜移位

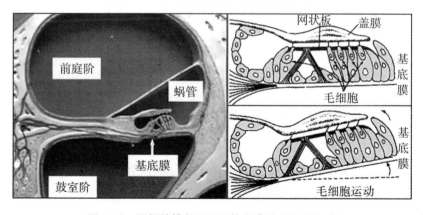

图6-8　耳蜗的横断面显示基底膜及毛细胞运动

而耳闷在疾病早期多为间断性,眩晕发作期,患耳可出现耳内胀满感、压迫感、沉重感。好像耳内进水或坐飞机样的闷胀感。这样的问题一直发展下去,耳闷易于变为持续性。少数患者诉患耳轻度疼痛,耳痒感。

三、听力下降

早期阶段,病人往往感受不到,早期多为低频(125~500赫兹)下降的感音神经性聋,主要是耳蜗顶部基底膜毛细

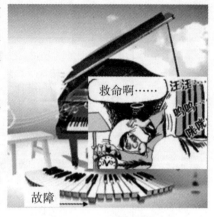

图6-9　钢琴琴键故障

胞的低频部分出现损害,可为波动性,当眩晕发作时,伴有听力明显下降,而后听力有所恢复,而间歇期可部分或完全恢复。随着病情发展,听力损失可逐渐加重,呈现波动性、螺旋式加重,晚期逐渐合并出现高频(2~8千赫兹)听力下降(图7-10),即合并耳蜗低部基底膜毛细胞的高频部分出现损害,说明基底膜损害范围广泛所致。耳聋的机制可参阅上述耳鸣的表述。发病10年后听力减退逐渐稳定在50分贝平均纯音和50%语言分辨率,严重听力丧失者仅占1%~2%。

大多数患者早期为一侧损害,随着病情发展加重逐渐损害另一侧,最终出现双侧损害。发病2年内15%为双侧损害,10年后双侧损害可达35%,20年后双侧损害可高达47%。

本病还可出现一种特殊的听力改变现象:复听现象,即患耳与健耳对同一纯音可听成两个不同的音调和音色的声音,或感觉到听声时带有尾音,是一种音调畸变。

第四节　辅助检查

一、听力学检查

纯音测听可了解听力是否下降,听力下降的程度和性质。早期多为低频感音神经性聋,听力曲线呈轻度上升型;中期低频、高频同时损害,呈下降型,晚期,多次发作后,高频听力下降,听力曲线可呈平坦型。纯音测听还可

以动态观察患者听力连续改变的情况(图6-10)。

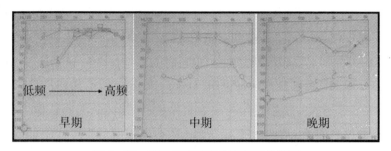

低频————→高频

早期　　中期　　晚期

图6-10　梅尼埃病各期纯音测听曲线图

二、影像学检查

首选含内听道—桥小脑角的颅脑 MRI。

第五节　诊断

目前梅尼埃病的诊断主要依据病史、全面的检查和仔细的鉴别诊断,排除其他可能引起眩晕的疾病后,可做出临床诊断。没有其他特异性检测或诊断指标。

中华耳鼻咽喉头颈外科杂志编辑委员会和中华医学会耳鼻咽喉头颈外科学分会组织国内专家多次研讨,在参考借鉴国外最新指南的同时,结合自身的临床实践经验和中国国情,出台了新版《梅尼埃病诊断和治疗指南(2017)》。本指南的制定基于循证医学证据,是在对梅尼埃病临床研究结果进行谨慎、认真地分析与评估后,所做出的最佳临床决策。

诊断分为临床诊断和疑似诊断。

一、临床诊断

1.诊断标准:

①2 次或 2 次以上眩晕发作,每次持续 20 分钟至 12 小时。

②病程中至少有一次听力学检查证实患耳有低到中频的感音神经性听力下降。

③患耳有波动性听力下降、耳鸣和(或)耳闷胀感。

④排除其他疾病引起的眩晕,如前庭性偏头痛、突发性聋、良性阵发性位置性眩晕、迷路炎、前庭神经炎、前庭阵发症、药物中毒性眩晕、后循环缺

血、颅内占位性病变等;此外,还需要排除继发性膜迷路积水。

世界卫生组织计划在颁布第 11 版 ICD 的时候,发布前庭疾病国际分类(InternationalClassificationofVestibularDisease,ICVD)第一版诊断标准。下面是 ICVD - 1 的梅尼埃病诊断标准的注释说明,

ICVD 版 MD 诊断标准注释说明(Lopez - Escamezetal,2015):

①大多数病人的眩晕发作为完全自发性,但某些病人确认作为诱因的饮食,例如过多的钠或咖啡因。某些病人可因高强度低频声音(Tullio 现象)和压力诱发持续数秒至数分钟的眩晕发作。这些发作倾向于在疾病后期发生,可能因积水加重使膜迷路靠近蹬骨踏板所致。

②发作持续时间可 < 20 分钟或 > 12 小时,但均非广泛确认的发现,因也见于其他疾患。短崭发作通常为自发性。头位变化诱发的短崭发作提示其他病因如 BPPV。发作的持续时间可因病人残留发作后症状而难于确定。发作性头晕和不稳不考虑为确定 MD 的标准,尽管病人可有头晕主诉。

③低频感音性听力丧失的定义:每 2 个 2000 赫兹以下连续频率,患耳均比对侧耳骨导纯音阈值增高至少 30 分贝。双侧低频感音性听力丧失:每 2 个 2000 赫兹以下连续频率,骨导的绝对阈值须 35 分贝或以上。如有多个可利用的电测听检测结果,低频感音性听力丧失在某些时间点恢复的证据更支持 MD 诊断。双侧同步感音性听力丧失(对称或非对称)可发生于某些病人,尽管这种类型有内耳自体免疫疾病的可能性顾虑和更倾向于偏头痛作为眩晕发作的另一解释或合并症。双侧低频感音性听力丧失也可见于WFS1 基因突变引起的非综合征性进行性耳聋(DFNA6/14)的早期阶段,但眩晕发作未见与这组基因突变相关联。MD 的感音性听力丧失经数次眩晕发作后也可累及中频和高频,导致泛频性听力丧失。

④感音性听力丧失可早于眩晕发作数周,数月或数年。这个临床变异曾称为"迟发性积水",但首选术语应为迟发性 MD,毕竟内淋巴积水是一种病理发现。

⑤听力丧失和眩晕发作的时间关系一般指眩晕发作 24 小时内的听力变化,须由病人说明。在发病最初几年通常为自发性波动性听力丧失,反复发

作后导致进行性永久性听力丧失。

⑥突然丧失前庭脊髓反射的发作可导致突然跌倒或不常见的侧方倾倒,可持续数秒或罕见地几分钟(所谓的前庭坠落发作,耳石危象或 Tumarkin 耳石危象)。

⑦最初几年患耳耳鸣或耳闷胀感在眩晕发作时增强,患耳由符合标准 B 的听力丧失来确定。一旦听力丧失成为永久性耳鸣也可为永久性。

⑧鉴别诊断应包括短暂性脑缺血发作,前庭型偏头痛,前庭阵发症,反复单侧前庭病和其他前庭疾患。可能需要 MRI 排除前庭神经鞘瘤或内淋巴囊肿瘤。偏头痛,BPPV 和某些形式的系统性自体免疫情况可考虑为合并症,但不说明梅尼埃病诊断。

2. 临床分期:

根据患者最近 6 个月内间歇期听力最差时 0.5、1.0 及 2.0 千赫兹纯音的平均听阈进行分期。梅尼埃病的临床分期与治疗方法的选择及预后判断有关。双侧梅尼埃病,需分别确定两侧的临床分期。

一期:平均听阈≤25dBHL;

二期:平均听阈为 26~40dBHL;

三期:平均听阈为 41~70dBHL;

四期:平均听阈>70dBHL。

注:(1)梅尼埃病的诊断和鉴别诊断必须依据完整详实的病史调查和必要的听—平衡功能检查、影像学检查等;(2)如梅尼埃病患者合并其他不同类型的眩晕疾病,则需分别做出多个眩晕疾病的诊断;(3)部分患者的耳蜗症状和前庭症状不是同时出现,中间有可能间隔数月至数年。

二、疑似诊断

1. 诊断标准。

①2 次或 2 次以上眩晕发作,每次持续 20 分至 24 小时。

②患耳有波动性听力下降、耳鸣和(或)耳闷胀感。

③排除其他疾病引起的眩晕,如前庭性偏头痛、突发性聋、良性阵发性位置性眩晕、迷路炎、前庭神经炎、前庭阵发症、药物中毒性眩晕、后循环缺血、颅内占位性病变等;此外,还需要排除继发性膜迷路积水。

第六节 治疗

治疗目的:减少或控制眩晕发作,保存听力,减轻耳鸣、耳闷胀感及平衡障碍,控制病情恶化。

一、发作期的治疗原则

控制眩晕、对症治疗、安静休息、忌盐限水(摄水量控制在每日 1000 毫克左右)及不必要的静脉输液,以减轻内耳水肿。

1. 前庭抑制剂:原则上使用不超过 72 小时。

①地西泮(苯二氮卓类):可抑制前庭神经核的活性,有抗焦虑和肌肉松弛作用。口服 5~10 毫克,眩晕、呕吐严重者,可 10 毫克肌肉注射或静脉注射。

2. 抗胆碱能类:阻滞乙酰胆碱不能与胆碱能受体结合,解除平滑肌痉挛、抑制腺体分泌、

血管扩张。适用于恶心、呕吐等胃肠道症状明显及自主神经反应严重者。注意青光眼患者忌用抗胆碱能类药物,有增加眼压作用。

①硫酸阿托品:皮下注射 0.5 毫克。

②山莨菪碱(654-2)氢溴酸注射液:肌肉注射 10 毫克。

3. 同时具有前庭抑制和抗胆碱能作用的药物:

①茶苯海明片:有镇吐、防晕作用,眩晕发作时,口服 50 毫克。

②异丙嗪(非那根):抗组胺药,有镇吐、防晕作用,口服或肌肉注射 25 毫克。

4. 血管扩张药:改善内耳微循环障碍。对控制梅尼埃病三大症状效果良好。

①倍他司汀:为组胺类药,是组胺 H_1 受体激动剂和 H_3 受体拮抗剂,有明显内耳血管扩张作用,改善内耳微循环,抑制组胺释放,具有抗过敏作用,对控制内耳眩晕疗效明显,可减少发作频率、严重程度和预防发作。敏使朗口服,一日 3 次,每次 12 毫克(国外推荐每次 6~24 毫克)。

5. 利尿剂:梅尼埃病的病理改变为膜迷路积水,采用利尿剂脱水治疗,收到良好治疗效果。氢氯噻嗪(双氢克尿塞)直接作用于肾髓襻升支和远曲小管,抑制钠的再吸收,促进氯化钠和水分排泄,同时也增加钾离子排泄,口

服 1 小时起效,2 小时达高峰,作用维持 12 小时。建议每日早晨一次口服 25~75 毫克,维持 1 周后,视病情停药或减量改为间歇期治疗。应注意避免产生低血钾导致的低钾性瘫痪和心律失常,口服氢氯噻嗪应同时每日补充 1~2 片氯化钾片,定期复查血清钾离子浓度。肾功不全及糖尿病患者慎用。

二、间歇期的治疗原则

减少、控制或预防眩晕发作,同时最大限度地保护患者现存的内耳功能。

1. 患者教育,向患者解释梅尼埃病相关知识,使其了解疾病的自然病程规律、可能的诱发因素、治疗方法及预后。做好心理咨询和辅导工作,消除患者恐惧心理。

2. 调整生活方式规律作息,避免不良情绪、精神压力等诱发因素。建议患者饮食上减盐限水必须成为常态化,每日低于 1.5 克(5 克相当于一啤酒瓶盖的盐),以及高盐食品如面条、面包、酱类、咸菜、罐头、奶酪等,避免咖啡因制品、烟草和酒精类制品的摄入。

3. 预防性口服药物治疗。对于平均 3 个月发作一次的患者,建议倍他司汀、氢氯噻嗪、氯化钾片联合口服 3 个月。敏使朗口服,一日 3 次,每次 12 毫克,氢氯噻嗪每日早晨一次口服 25 毫克,氯化钾片每日口服 1 片,用药期间需定期监测血钾浓度。

4. 抗焦虑、失眠,焦虑症状较重的患者,在心理治疗基础上,可给予抗焦虑药物治疗。应用盐酸曲唑酮片口服,第一周睡前一次 25 毫克口服,第二周开始睡前一次 50 毫克口服,维持 2 个月,视焦虑改善情况,调整治疗方案。

5. 前庭和听力康复治疗。

治疗梅尼埃病,在控制眩晕的基础上,应尽可能地保留耳蜗及前庭功能,提高患者生活质量。

①前庭康复训练:是一种物理治疗方法,适应证为稳定、无波动性前庭功能损伤的梅尼埃病患者,可缓解头晕,改善平衡功能,提高生活质量。前庭康复训练的方法包括一般性前庭康复治疗(如 Cawthorne - cooksey 练习)、个体化前庭康复治疗以及基于虚拟现实的平衡康复训练等。

②听力康复:对于病情稳定的三期及四期梅尼埃病患者,可根据听力损

失情况酌情考虑验配助听器或植入人工耳蜗。

三、鼓室内注射药物治疗

经过积极的心理治疗、药物治疗等综合措施,眩晕发作频率和程度在数月内仍然较高的患者,在权衡利弊后,考虑是否采取创伤性治疗。下面介绍几种比较成熟的创伤性治疗。

1. 鼓室注射糖皮质激素可控制患者眩晕发作达 90% ,治疗机制可能与其改善内淋巴积水状态、调节免疫功能等有关。该方法对患者耳蜗及前庭功能无损伤,初始注射效果不佳者可重复鼓室给药,以提高眩晕控制率,推迟了失活治疗。

2. 经鼓膜向鼓室注射庆大霉素是创伤较小、疗效较好的疗法。庆大霉素是一种选择性前庭毒性抗生素,药物经圆窗膜进入内耳主要导致患耳前庭毛细胞失活,可有效控制大部分患者的眩晕症状(80% ~ 90%),注射耳听力损失的发生率为 10% ~ 30% ,其机制与单侧化学迷路切除有关。对于单侧发病、年龄小于 65 岁、眩晕发作频繁、剧烈,保守治疗无效的三期及以上梅尼埃病患者,可考虑鼓室注射庆大霉素(建议采用低浓度、长间隔的方式),治疗前应充分告知患者发生听力损失的风险。

四、手术治疗

手术治疗包括内淋巴囊手术、三个半规管阻塞术、前庭神经切断术、迷路切除术等。适应证为眩晕发作频繁、剧烈,6 个月非手术治疗无效的患者。

1. 内淋巴囊手术:包括内淋巴囊减压术和内淋巴囊引流术,手术旨在早期减轻内淋巴水肿和压力增高,降低对毛细胞的破坏,对听力和前庭功能多无损伤。适应证是三期及部分眩晕症状严重、有强烈手术意愿的二期梅尼埃病患者。鉴于晚期梅尼埃病患者常发生内淋巴囊萎缩和内淋巴管闭塞,因此四期梅尼埃病患者不建议行内淋巴囊手术。

2. 前庭神经切断术:旨在去除前庭神经传入,手术完全破坏前庭功能,可使 90% 以上患者的眩晕消失并且对听力可影响较小。适应证是前期治疗(包括非手术及手术)无效的四期梅尼埃病患者。

治疗方案的选择基于梅尼埃病的病程、各种治疗对眩晕的控制率以及对听力的影响等因素,对梅尼埃病治疗方案进行了总结(表 6 - 1),在进行对内耳功能有潜在损伤的治疗前,需根据患者意愿综合考虑并充分告知。

表6-1　梅尼埃病治疗方案的选择

临床分期	治疗方案
一期	患者教育、改善生活方式、倍他司汀、氢氯噻嗪、鼓室注射糖皮质激素、前庭康复训练
二期	患者教育、改善生活方式、倍他司汀、氢氯噻嗪、鼓室注射糖皮质激素、前庭康复训练
三期	患者教育、改善生活方式、倍他司汀、氢氯噻嗪、鼓室注射糖皮质激素、内淋巴囊手术、鼓室注射庆大霉素、前庭康复训练
四期	患者教育、改善生活方式、倍他司汀、氢氯噻嗪、鼓室注射糖皮质激素、内淋巴囊手术、鼓室注射庆大霉素、前庭神经切断术、前庭康复训练

第七节　疗效评定

一、眩晕疗效评定

1. 梅尼埃病眩晕发作次数(需排除非梅尼埃病眩晕发作):采用治疗后18~24个月期间眩晕发作次数与治疗之前6个月眩晕发作次数进行比较,按分值计。得分=(结束治疗后18~24个月期间发作次数/开始治疗之前6个月发作次数)×100。根据得分值将眩晕控制程度分为5级:A级,0分(完全控制);B级,1~40分(基本控制);C级,41~80分(部分控制);D级,8~120分(未控制);E级,>120分(加重)。

2. 眩晕发作的严重程度及对日常生活的影响:从轻到重,划分为5级:0分,活动不受眩晕影响;1分,轻度受影响,可进行大部分活动;2分,中度受影响,活动需付出巨大努力;3分,日常活动受限,无法工作,必须在家中休息;4分,活动严重受限,整日卧床或无法进行绝大多数活动。

3. 生活质量评价:可采用头晕残障问卷(dizziness handicap invetory,DHI)等量表进行评价。

二、听力疗效评定

以治疗前6个月最差一次纯音测听0.5、1.0、2.0千赫兹的平均听阈减去治疗后18~24个月期间最差一次的相应频率平均听阈进行评定。

A级:改善>30分贝或各频率听阈<20dBHL;

B级:改善15~30分贝;

C级:改善0~14分贝;

D 级:改善<0分贝。

双侧梅尼埃病,应分别进行听力评定。

三、耳鸣评价

耳鸣是梅尼埃病的伴随症状,部分患者的耳鸣可影响其生活质量。通过耳鸣匹配或掩蔽试验可以了解耳鸣声的特征。改良的患者"耳鸣痛苦程度"分级如下:

0级,没有耳鸣;1级,偶有(间歇性)耳鸣,但不影响睡眠及工作;2级,安静时持续耳鸣,但不影响睡眠;3级,持续耳鸣,影响睡眠;4级,持续耳鸣,影响睡眠及工作;5级,持续严重耳鸣,不能耐受。

此外,可以采用耳鸣残障问卷(tinnitus handicap inventory,THI)等量表评价耳鸣对患者生活质量的影响。

附：科普文章

眩晕耳鸣耳聋——
专家教你识别梅尼埃病"三重奏"

个人图书馆网站 2017 年 12 月 17 日

50 岁的赵女士,近期为孩子即将到来的婚事忙得焦头烂额,3 天前的中午自觉左耳鸣叫和坐飞机样的闷胀感,1 小时后突然感觉房子和家具在激烈转动,站立不稳,而且还不停地呕吐。家人见状,赶紧将她送到哈尔滨市第一医院神经内科专家门诊,经王中卿主任诊治后确定为梅尼埃病。

据赵女士自述,近 20 年来,她陆续发生过 10 多次眩晕,发作时有左耳鸣及闷胀感,每次眩晕都持续 2 个多小时,但可逐渐自行缓解。与此同时,赵某近十年来还出现了左耳聋,听力明显下降。她曾辗转于多家医院,得到的几乎都是"脑缺血""颈椎病"的诊断,且常年用药也没有什么作用,这让赵女士及全家非常苦恼。没想到,这次终于找到了症结所在——原来是梅尼埃病在暗中"兴风作浪"。

一种大名鼎鼎的眩晕病

在接受记者采访时,王中卿主任介绍,梅尼埃病原称美尼尔氏病,是一种在世界范围内影响大量人群健康、病因不明的疾病。此病多发生于 30 ~ 50 岁的中青年人,以女性多发,约占眩晕症的 10%,其中双耳患病者占 10%~15%。由于最早是在 1861 年由法国医师梅尼埃首次报道的,故因此而命名。尽管大家对这个大名鼎鼎的病名尽人皆知,无人不晓,但目前本病的诊治仍存在很多误区。

从祖国医学角度看,眩晕是由于情志、饮食内伤、体虚久病、失血劳倦及外伤、手术等病因,引起风、火、痰、瘀上扰清空或精亏血少,清窍失养为基本病机,以头晕、眼花为主要临床表现的一类病证。眩即眼花,晕乃头晕,两者常同时并见,故统称为"眩晕",其轻者闭目可止,重者旋转不定,不能站立,或伴有恶心、呕吐、出汗、面色苍白等症状。而从西医解释,梅尼埃病的发病部位就位于耳朵最深处的负责听力和维持平衡的膜迷路内,其病因是膜迷路内积水所致,推测可能与饮食、心理、过劳、免疫、炎症、遗传等多种因素有关。

梅尼埃的发病"三重奏"

王中卿介绍说,梅尼埃病主要表现为三大症状,即半规管水肿产生发作性眩晕、耳蜗水肿引发波动性听力下降、耳鸣和耳闷胀感,根据水肿部位的先后以及严重程度,患者三个症状的发生、发展及先后次序也各不相同,多数患者首先出现眩晕发作进而出现耳鸣、耳聋,有些患者早期出现波动性耳鸣、耳聋数年甚至十几年进而出现眩晕发作,呈现出极不和谐的"三重奏",带给赵女士们的痛苦与折磨,犹如噩梦绕梁,挥之不去。

发作性眩晕王教授指出,这种眩晕多为突发天旋地转感,常伴有恶心、呕吐、出冷汗、脸色苍白等表现,且卧床不起,眩晕持续时间通常在20分钟至24小时以内,有患者形容"犹如置身于惊涛骇浪中的小舟,癫狂难耐的状态生不如死",而在充分休息或有效治疗后才能逐步缓解。

耳鸣和耳闷这可能是本病最早期的征兆。王中卿主任描述,前者早期多为间断性嗡嗡样耳鸣,像蜜蜂不停地扇动翅膀。随着病情的进展,尤其在发作时耳鸣容易转变为高调蝉鸣。而耳闷在疾病早期多为间断性,好像耳内进水或坐飞机样的闷胀感。这样的问题一直发展下去,耳闷易于变为持续性。

听力下降早期阶段,病人往往感受不到,当眩晕发作时,伴有听力明显下降,而后听力有所恢复,呈现波动性、螺旋式加重。王中卿指出,若病情不能控制,听力"滑坡"的状况就会越发严重,直至全聋而致残。

服药和手术可减轻病情

由于梅尼埃病病因及发病机制不明,时下尚无使本病痊愈的最佳疗法,但积极干预会有助于提升病人的生命质量。王中卿介绍说,目前临床上,多采用调节自主神经功能、改善内耳微循环、解除迷路积水为主的用药方法及手术治疗。

根据个体化治疗原则,在常用的药物中,急性期多采用前庭神经抑制剂缓解症状,而后应用改善内耳微循环及静脉回流、利尿脱水药、糖皮质激素、维生素等,这些药物可控制眩晕、恶心、呕吐及耳鸣、耳聋,缓解局部缺血、水肿,改善代谢障碍等。王中卿教授告诫说,患者须定期到医院复查,让医生随时掌握有无药物反应、有无听力波动、长期用药后肝肾功能有无损害,以便及时调整用药方案,避免病情反复发作,达到最佳的临床效果。

王中卿主任提醒,有些梅尼埃病患者早期首先出现波动性耳鸣、耳聋数年甚至十几年,在出现眩晕发作以前,几乎没有诊断及有效治疗,病情迁延,逐渐加重及致残。

若是药物疗法失败后,还可以考虑外科手术,其手术种类较多,手术方式的选择应依据听力、眩晕等症状的严重程度,以及病人的年龄、职业、生活方式等进行决定。例如年轻人和需要就业的人,选择手术比退休老人更有好处。如果因眩晕而丧失工作、生活能力者,比较成熟的是内淋巴囊减压术,可达到缓解眩晕的效果。

日常生活掌握防病要领

王中卿主任指出,梅尼埃病的发生与饮食、变态反应、内分泌紊乱、病毒感染、心情波动等诸多因素均有关联,其中排在首位的是情绪要素。这就提示,忧郁恼怒等不良精神刺激,正是导致眩晕幕后最大的"推手"之一。因此,梅尼埃病病人的精神调养非常重要,需要保持心态积极,昂扬乐观,心情舒畅,情绪稳定。同时,过度疲劳、抑郁难眠均会加重耳鸣,而耳鸣又会使人更加烦躁,这些对疾病的康复都百害而无一益。王中卿提醒说,梅尼埃病病人不论发作时或发作后,都应注意休息,保证充足的睡眠。

还需要强调的是,生活方式的改变,这一条要贯穿治疗的始终,将会延缓病情的进程,减缓发作的频率。王中卿教授建议说,梅尼埃病患者的饮食,应以营养和清淡为原则。首先,高盐饮食可加重膜迷路内积水,许多食物如咸菜、酱油、腌肉都是高盐食品,不可食用,必须要严格限制食盐的摄入量;其次,过度饮水(包括茶、啤酒),同样会加重膜迷路的"内涝",应限制每日 24 小时水摄入量在 500~1000 毫升,同时要避免进食咖啡、巧克力、浓茶、可乐、酒等。并且要预防感冒,并避免使用耳毒性药物。

王中卿主任强调,超过 85% 的病人通过建立良好的生活方式,是完全可以让梅尼埃病得到有效控制的。

第七章　前庭神经炎

　　前庭神经炎也称前庭神经元炎,为末梢神经炎的一种,病变发生在前庭神经节或前庭通路的向心部分。临床特点为突然发生的重度眩晕、自发性眼球震颤与平衡障碍,而无耳聋、耳鸣等耳蜗及其他神经症状的疾病。症状在数天后逐渐减轻,完全恢复需 1～3 月。由于前庭代偿,即使一侧功能全丧失也可康复。前庭神经炎首先由 Ruttin 于 1909 年报道。1924 年 Nylen 命名此病为前庭神经炎,此后,1952 年,Dix 和 Hallpike 在总结这一疾病的临床特征后,将它更名为前庭神经元炎,现在这两种命名均被沿用。

　　来自欧洲的数据显示前庭神经炎的患病率为(3.5～15.5)/10 万人,眩晕或神经内科门诊的前庭神经炎患者占 0.5%～9.0% 。

第一节　病因

　　目前,有病毒性和血管性病因两种可能。

一、病毒感染

　　因为 20%～80% 的患者,在发病前几天或几周有过感冒或上呼吸道感染,所以推测本病是病毒感染前庭神经所致。大多数现有的涉及本病病因的证据都是联想的。从本病可能发生于某病毒性疾病流行期而联想后者是病因。其可能的机制为:一为直接感染,二为感染后的免疫损害。

二、血管因素

　　前庭迷路支小血管循环紊乱可能为本病的一个病因。

三、诱发因素

　　大多数前庭神经炎患者在发病前的一段时间内发生某种重大生活事件,如精神创伤、情感冲突、过度疲劳、睡眠剥夺、心理压力、应激等。

第二节　临床表现

　　以突发性眩晕为主要临床表现,约半数患者有发热等类似感冒的前驱症状,或在发病前 1~2 天出现眩晕的短暂发作,而后表现为突发性、持续性眩晕发作,眩晕于数分钟至数小时达到高峰,伴发恶心和呕吐和平衡障碍。该病一般可以自愈,可能发病为仅有一次的发作,无耳聋或耳鸣伴发。

1. 本病多发于 30~50 岁,两性发病率无明显差异。

2. 病前有发热、上感或泌尿道感染病史,可为腮腺炎、麻疹及带状疱疹病毒引起。

3. 临床表现轻者多为摇摆不稳感,仅在站立或行走时出现平衡障碍,向一侧倾倒,常伴恶心、呕吐,无耳蜗及其他神经系统损害症状;重者为起病突然,以突发性、持续性眩晕最突出,头部转动时眩晕加剧,眩晕于数分钟至数小时达到高峰,平衡障碍明显,不能行走,走路呈醉汉步态,严重者倾倒摔伤,甚至卧床,剧烈恶心、呕吐,面色苍白。持续 1 天至数天,后渐减轻。多无耳鸣、耳聋。

4. 病初有明显的自发性眼震,多为水平性,快相向健侧,病情演变过程中眼震方向可发生改变。

5. 诊室(床旁)检查眩晕患者的前庭功能,可发现单侧前庭功能障碍。

(1)甩头试验阳性:单侧前庭功能障碍应用甩头试验得到证实。如右侧急性前庭神经炎,当头转向右侧时前庭—眼球反射异常,因头部转动时无法保持注视眼球随头部转动而转动,患者在 1 秒钟后才意识到其视线离开视靶,而通过快速眼球运动予以纠正。前庭神经炎患者症状完全消失后,仍有70% 单侧前庭功能丧失者的甩头试验终生阳性。

(2)Romberg 试验阳性:闭目后向患侧倾倒明显。

(3)原地踏步试验阳性:明显向患侧偏离。

6. 病程数天到 6 周,逐渐恢复,3~4 周后症状基本消失,6 个月后症状全部消失,少数患者可复发。

7. 应常规检查 BPPV 变位试验,20%~30% 患者可以合并患侧后半规管的继发性 BPPV。这是由于支配后半规管和球囊的前庭下神经在前庭神经炎中受累罕见,仅占 3.7%~15%,所以,椭圆囊在失神经支配后耳石脱落进入后半规管引发的眩晕可以表现出来;损害前庭上神经最常见(55%~100%),同时累及前庭上、下神经少见(15%~30%)。见图 7-1。

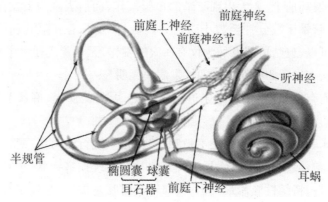

图 7 - 1　前庭神经分布

8.2%～11%的前庭神经炎患者可复发。

第三节　诊断

除根据前庭神经炎临床表现外,应做听力检查、头颅 MRI 及 DWI 等检查辅助诊断,特别要注意内听道检查以排除其他诊断的可能性,如桥小脑角肿瘤、脑干出血或急性脑梗死形成。

第四节　治疗

前庭神经炎为自限性疾病,预后良好,因此,在前庭神经炎治疗理念上要特别重视两点:一是所以患者均可自然好转,恢复正常生活,首选激素治疗可缩短病程;二是早期开展前庭功能康复可提高中枢代偿能力和加速平衡功能康复。

一、一般治疗

卧床休息,避免头、颈部活动和声光刺激。心理疏导,患者往往因为剧烈的持续性眩晕产生恐惧、焦虑心理,担忧自己得了脑中风或其他什么不治之症,告知患者本病的发病规律、转归及预后良好。

二、对症处理

对于前庭损害而产生的眩晕症状应给予前庭抑制药如镇静、安定剂治疗,眩晕、呕吐剧烈者可肌注盐酸异丙嗪或地西泮。症状缓解不明显者,可酌情重复上述治疗。眩晕减轻后可短期选服异丙嗪、地西泮或氟桂利嗪(西比灵）。前庭抑制药主张尽量少用,以缓解眩晕为度,以免影响中枢代偿功能的建立。同时可口服维生素 B_1、维生素 B_6、维生素 B_{12}。

三、对眩晕的急性发作

可依照梅尼埃病的处理法进行症状的控制。对长时间的呕吐,有必要行静脉补液和电解质补充和支持治疗。对患侧后半规管的继发性 BPPV 给予及时手法复位治疗,减轻患者痛苦。

四、激素治疗

短期应用激素治疗为本病首选治疗,可迅速缓解前庭神经炎眩晕等症状,缩短病程。给予 0.9% 生理盐水 100 毫升加入甲强龙 80 毫克,每日 1 次静脉输液,连续 3 ~ 5 天。

第五节　前庭康复训练

是针对前庭受损的患者采用非药物、非创伤的、高度专业化的运动训练方法的特殊治疗,通过前庭康复,有望使患者达到眩晕、平衡障碍、自发性眼震和倾倒消失的状态。

整个康复的理论基础是通过对平衡三联即视觉、前庭功能和本体感受器的功能整合,在大脑中枢建立新的平衡。

人体的平衡功能是左右两侧对称的,各由三方面系统共同作用来协调完成的,即:前庭平衡系统、视觉系统和全身深感觉系统。这三者就像三兄弟一样,共同来维持人体的平衡。而大部分的眩晕性疾病都是某一侧的老大哥,也就是前庭平衡系统"生病"了,此时老二、老三就要分担老大哥的工作,达到双侧平衡功能对称,眩晕才能终止。而这就是我们前庭康复锻炼的理论基础,即通过特定的训练强化我们的视觉系统和全身深感觉系统,来弥补已经损伤的前庭平衡系统。

急性的前庭外周器官功能部分或全部受损,有些可自行恢复或者药物治疗后前庭功能恢复。对于稳定的前庭功能受损,会长时间平衡障碍,患者走路偏斜,不能维持正常的姿态,不能完成精细的动作,可以通过康复训练的方式,通过中枢的整合调整,这些症状逐渐减轻乃至消失而恢复正常,重新获得平衡能力,机体这一自然恢复的过程,被称为前庭代偿,分为静态代偿和动态代偿。

前庭神经炎急性期眩晕缓解后,应尽早开始前庭功能康复训练。这是药物治疗基础上非常重要的治疗手段,应尽早进行,因地制宜、因人而异采取相应的康复手段进行训练,方可避免今后长期遗留前庭功能缺陷。

对于前庭神经炎导致单侧前庭功能受损,根据急性期存在严重眩晕、平衡障碍逐渐缓解过渡到恢复期的过程,可以通过循序渐进的运动,逐渐加大训练难度、速度和时间,协调双侧的平衡系统兴奋程度,获得双侧平衡功能的对称。根据病情发展的自然规律,结合规范化前庭康复技术,由卧到立、由静到动、由简到繁、由易到难,总结以下安全、有效、简单易行的前庭康复动作。

第一阶段:在功能受损早期,在床上或椅子上。患者自助训练也可由医生或家属协助。

一、眼部活动

1. 视觉跟踪训练:

①患者保持头部始终静止不动,右手持笔(称为视靶),上肢伸直置于眼前;

②右手持笔自右向左水平方向缓慢移动视靶,患者眼睛跟随注视前方移动的视靶(笔头),眼动头不动,然后垂直和斜向移动。见图 7－2。

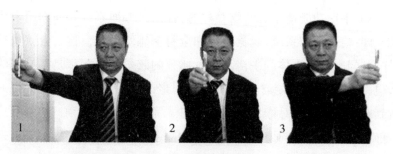

图 7－2　视觉跟踪训练

③移动的速度逐渐由慢变快,只用眼跟踪视靶;

④重复练习,每个方向 20 次,每日 2 次。

2. 扫视训练:

①眼平面水平双手持笔,双手距 50 厘米,上肢伸直置于眼前;

②眼动头不动,眼从一侧看向另一侧;见图 7－3。

③双眼扫视先水平方向,后垂直方向,最后斜行扫视跟踪(左上→右下,或右上→左下),扫视运动时视觉清晰,由慢逐渐加快运动;

④重复练习,水平、垂直、斜行方向各 20 次,每日 2 次。

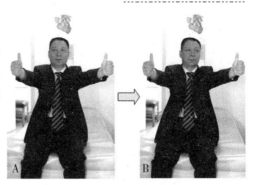

图 7 - 3　扫视训练

二、头部运动

1. 转头训练:右手持笔,上肢伸直置于眼前,分别左右转头各 30°~45°,转头时眼睛注视笔头(视靶),如果慢速转头不头晕,则适当加快速度,每个方向 20 次,每天 2 次。

2. 点头训练:抬头或低头运动,上下 30°,头部运动时,眼睛注视视靶(笔头),如果慢速点头不头晕,则适当加快速度,每个方向 20 次,每天 2 次。

3. 左右侧倾:每个方向 20 次,每天 2 次。

4. 头部旋转:左右每个方向 20 次,每天 2 次。

三、床上运动

1. 仰卧起坐。

2. 左右翻身。

3. 坐立训练:由坐到站训练,睁眼和闭眼时进行坐到站,20 次,每天 2 次。

第二阶段:如果能够完成上述动作不眩晕。可以搀扶下地,扶墙栏杆训练。

一、静态平衡功能练习

1. 静态站立练习:

①睁眼:双脚站立(距离可调整,由远到近直至并拢),每次 10 分钟,每天 2 次;

②闭眼训练:上述训练后进行闭眼训练,每次 10 分钟,每天 2 次;

③加软垫重复上述练习,如果闭眼双脚并拢平衡超过 1 分钟,可停止该项训练。

2.趾踵站立练习:

①睁眼练习,双脚前后站立,后脚趾抵在前脚跟部,站立超1分钟,进行闭眼练习。每次10分钟,每天2次;

②闭眼练习,上述训练后进行闭眼训练,每次10分钟,每天2次。见图7-4。

③加软垫重复上述练习。

二、动态平衡功能练习

1.行走练习:

①正常速度行走。可以搀扶或扶墙栏杆训练,走路的过程中,可以做弯腰捡物品然后把物品挂在高处的动作;

②三步右转头,三步左转头,然后三步抬头,三步低头,交替进行;

③加软垫重复上述练习。

2.趾踵行走练习:

①睁眼:双脚前后站立,后脚趾抵在前脚跟部,后脚向前迈步并抵在前脚趾部,每次行走10分钟,每天2次。见图7-5。

②闭眼训练:上述训练后进行闭眼训练,每次10分钟,每天2次;见图7-6。

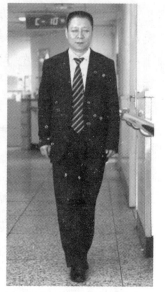

图7-4 趾踵站立练习

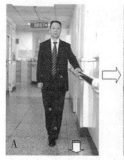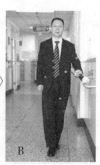
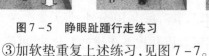

图7-5 睁眼趾踵行走练习

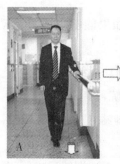
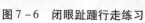

图7-6 闭眼趾踵行走练习

③加软垫重复上述练习,见图7-7。

3.当走路不晕时,可原地转圈、上下楼梯和跑步。逐渐加大速度和持续时间,当感觉恶心时,停止训练。

4.后期可以打乒乓球、羽毛球等运动完成更精细的训练。

特别提醒:康复训练要注意防止跌倒,注意训练安全。训练区域有明亮照明,防滑地面,减少

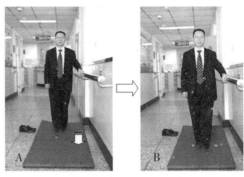

图7-7　加软垫趾踵行走练习

障碍物,避免快速运动,运动前做好准备,训练起始阶段使用行走辅助设施,安排人员陪同。

此方法增强前庭周围性眩晕患者的平衡功能并提高其对眩晕的耐受能力,疗效较为显著。前庭康复治疗,是作为除药物治疗以外的治疗前庭功能减退的重要手段,方法简单、经济、易接受,患者几乎无不良反应。同时,上述前庭功能康复,同样适合其他前庭周围性眩晕和前庭中枢性眩晕的康复治疗。

总之,对前庭神经炎的定性诊断,更需要充分排除中枢性病变,避免误诊,在治疗方案上,大部分医生还是凭借经验进行治疗,停留在单纯药物治疗上,前庭康复等物理治疗尚未能有效开展,导致治疗效率不高。因此,进一步加强对诊断的认识和治疗的规范化应用是十分有意义的。

附:科普文章

没喝酒也要"醉"数天?
专家:警惕"前庭神经炎"!

东北网 2018 年 4 月 5 日

东北网健康频道消息"哎哟哟,要晕死我了!"刚刚结束之旅回家的刘先生,自觉头晕、四肢无力,躺在床上后突然感觉天旋地转,伴随着阵阵翻江倒海般的恶心和呕吐,被吓坏了的老伴拨打 120 急救车送到了当地医院,脑部核磁共振等检查全部正常,认为是"脑供血不全"给予治疗,天旋地转虽然减轻了,但终日像喝醉酒一样走路东倒西歪。5 天后转入哈尔滨市第一医院,神经内科王中卿主任经过详细问诊和检查,诊断为"前庭神经炎",住院治疗2 周后终于康复。

据王中卿主任介绍,之所以我们平时能站得稳、走的直,是因为前庭器官一直在耳朵的深部进行调试,它控制着空间平衡、肌肉紧张度及身体所有肌肉(包括眼睛的肌肉)的协调运动,正是由于它的存在,我们才能尽快适应外界的各种复杂环境并在空间中表达、完成各种动作。

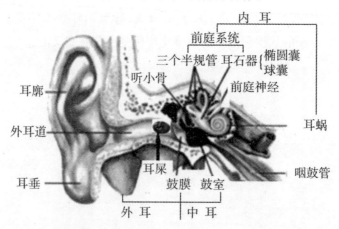

可是,一旦前庭器官这个零件出了毛病,你立马有一种"要晕死"的感觉,比较常见的就是"前庭神经炎",1909 年 Ruttin 首次提出"前庭神经炎"

一词,因发病前多有上呼吸道病毒感染病史,与流行性感冒相关,发作时主要表现就是眩晕症状,亦称"流行性眩晕"。是眩晕的第三大疾病群,只是目前人们对他认识不足。

前庭神经炎是临床常见外周性眩晕疾患。患者年龄多在20~60岁的成人,发病率为3.5%。起病急骤,多于晨起突然发作眩晕,甚至"要晕死"的感觉,数小时达到高峰,眩晕症状至少持续24小时,通常超过72小时,伴有恶心、呕吐,患者终日像醉酒状态,多无法行走,生活不能自理,患者喜静不喜动,头位改变会加重眩晕,需卧床休息,可持续数天、数周。该病仅限局于前庭器官,听力和脑的中枢系统均属正常,是单纯持续性眩晕,患者也可初步自我诊断,如以下5个表现:

1.平生第一次发作的天旋地转的眩晕。

2.眩晕可持续数天到数周伴恶心,呕吐,走路、站立不稳呈醉酒样。

3.无耳聋、耳鸣。

4.如果发作时伴有明显的一侧肢体麻木无力、言语不清(说话大舌头)、口周面颊麻木不适、饮水呛咳、复视或视物模糊等症状应高度重视脑血管疾病,需要头颅磁共振检查(MRI)等手段鉴别。

5.部分人会有前驱感冒病史。

因为前庭神经炎会严重影响生活及工作,患者常因此心情低落,生怕自己得了不治之症,无法恢复。其实无须如此担心,因为前庭神经炎为良性、自限性疾病,即使没有任何治疗也会自行缓解康复,只是需要一段时间。

前庭神经炎的治疗分为两个阶段:

首先急性发病期,尽快就诊,早期3~5天的短程糖皮质激素治疗,有利于加快前庭功能恢复及缩短病程,有效缓解眩晕及平衡障碍,是目前首选的方法,其次给予改善前庭的微循环及维生素等神经营养治疗。

其次,急性期过后应尽早开始前庭功能康复训练。这是药物治疗基础上非常重要的治疗手段,应尽早进行,因地制宜、因人而异采取相应的康复手段进行训练,方可避免今后长期遗留前庭功能缺陷。

人体的平衡功能是左右两侧对称的,各由三方面系统共同作用来协调完成的,即:前庭平衡系统、视觉系统和全身深感觉系统。这三者就像三兄弟一样,共同来维持人体的平衡。而大部分的眩晕性疾病都是某一侧的老大哥,也就是前庭平衡系统"生病"了,此时老二、老三就要分担老大哥的工作,达到双侧平衡功能对称,眩晕才能终止。而这就是我们前庭康复锻炼的理论基础,即通过特定的训练强化我们的视觉系统和全身深感觉系统,来弥补已经损伤的前庭平衡系统。

前庭功能训练是最有效的治疗方式,需要 2~8 周,训练应当遵循循序渐进的过程,发病后眩晕缓解尽早开始,早期可坐在床上低头、抬头、左右转头、左右头部倾斜、凝视训练等。

尽早在搀扶下下地走直线,即脚跟对脚尖的直线行走,同时上下、左右转头看,每天 3 次,每次 10~20 分钟,此方法增强前庭周围性眩晕患者的平衡功能并提高其对眩晕的耐受能力,疗效较为显著。前庭康复治疗,是作为除药物治疗以外的治疗前庭功能减退的重要手段,方法简单、经济、易接受,患者几乎无不良反应。

总之,对前庭神经炎的定性诊断,更需要充分排除中枢性病变,避免误诊,在治疗方案上,大部分医生还是凭借经验进行治疗,停留在单纯药物治疗上,前庭康复等物理治疗尚未能有效开展,导致治疗效率不高。因此,进一步加强对诊断的认识和治疗的规范化应用是十分有意义的。

第八章　耳鸣

第一节　概述

耳鸣很常见,就像夏天的蚊蝇一般挥之不去,令人心烦意乱、焦躁不堪。耳鸣也很神秘,飘然而至或拂袖而去,甚至形影不离、如随左右。其实耳鸣只是一种"警示"的信号,耳鸣多数来源于身体出现某些问题后产生的"报警信号",就像触发了报警器而"嘟嘟"作响一样。这个"警示"信号有以下特点:①它不能告诉你究竟是哪里出现的问题,也就是说还不能通过报警声知道究竟问题在哪里,可能是耳朵也可能是其他部位;②它和管理情绪的边缘系统关系密切,很容易受到情绪影响而被放大。多数时候这个信号很温柔,也只有当这种"警告"过于严重并且影响生活时,才称之为"病"。

每个人的体质不同,每个人都有身体的薄弱点,可能与遗传有关,也可能与生命过程中的习惯或某次经历有关。比如:有的人情绪波动,上火后表现为鼻出血、口唇疱疹、咽喉肿痛;有的人表现为泌尿系感染,尿频急涩痛,那他的薄弱点在尿道。有人几十年戴耳机、去歌厅、蹦迪,都没有引起耳聋、耳鸣,但可能只是有人在你耳边大喊一声,你就出现了耳鸣,或者生活中遇到棘手的事件而焦虑过度从而产生耳鸣。

耳鸣一词源自拉丁语,意为"叮当声"。耳鸣是累及听觉系统的许多疾病不同病理变化的结果,主要表现为没有任何外界声源或电刺激的条件下,主观上在耳内或颅内所产生的异常声音感觉,但是,不包括声音幻觉及错觉。常见的耳鸣音多如蝉鸣声、流水声、嗡嗡声、嘶嘶声、吱吱声等单调或混杂的响声。一般情况下,只有患者本人可以听到,而其他人听不到,也就是说耳鸣只是一种主观感觉。如果是短暂性忽来忽去的耳鸣,一般是生理现象,不必过分紧张,如果是持续性耳鸣,尤其是伴有耳聋、眩晕、头痛等其他症状,则要提高警惕,尽早就医。绝大部分人的一生中都有过不同程度的耳鸣经历,需要医学诊治的耳鸣一般是指给患者带来不良情感激惹的耳鸣,它的响度较大,常常使患者感到不愉快,甚至影响患者生活。

值得指出的是,耳鸣为症状,而非疾病名称,其可作为梅尼埃氏病、听神经瘤、突发性聋等疾病的表现,但多数耳鸣者并不能发现有明确的器质性病变。

耳鸣的发生率为10%~15%,随着年龄的增长,耳鸣发病率升高,高发年龄在50~60岁。据保守估算我国的耳鸣患者也至少有1.2亿~1.3亿人,美国有超过5000万人经历过耳鸣。约80%的耳鸣人群可以自然适应,无须治疗,只有20%的成年耳鸣患者需要接受治疗,这些患者不仅精神痛苦,而且正常的生活与工作也会受到影响。

我国已经进入老龄化社会,有老年人1.3亿,已经占到总人口的10%。老年人的耳鸣发病率很高,为33%。按此比例计算,我国有4000万老年人患耳鸣。除了耳部的老年性退行性改变以外,老年人的耳鸣一般还有多种全身的病因,比如糖尿病、高血压、高血脂、颈椎病、脑动脉硬化、焦虑抑郁等。这些疾病综合在一起的引起耳鸣发病率增高。

第二节 病因

耳鸣的病因比较复杂,一般病变部位可分为两大类:耳源性疾病和非耳源性疾病。

一、耳源性疾病(即与外耳、中耳、内耳、听觉中枢疾病相关)

往往伴有听力下降,病变部位在听觉系统内,分为传导性耳鸣和感音神经性耳鸣。

1. 传导性耳鸣:多为低调的嗡嗡响、火车隆隆声、流水哗哗声。

①外耳病变:耳廓、外耳道病变堵塞外耳道时,如外耳道炎、耵聍异物、肿瘤阻塞。

②中耳病变同样也使环境噪音对体内生理性杂音的掩蔽作用减弱,如各种类型的中耳炎、鼓室病变、耳硬化症等。

2. 感音神经性耳鸣:多为高调的笛音、鸟叫、蝉鸣。

①耳蜗病变:耳蜗失去了转化声音的功能,出现了自发性放电活动等使内耳所产生的"副产品"变得相对增强清晰,如梅尼埃病、老年内耳退行性变、内耳及颅内炎症、肿瘤、血管异常、病毒感染。

②蜗后病变:该部位的任何病变压迫听神经造成的机械性刺激,可产生神经冲动异常而导致耳鸣,如听神经瘤、脑膜瘤、胆脂瘤、炎症或血管异常等。

传导性耳鸣和感音神经性耳鸣的区别见表8－1。

表8－1　传导性耳鸣和感音神经性耳鸣的区别

传导性耳鸣	感音神经性耳鸣
病变在外耳、中耳	病变在耳蜗、听神经、中枢、皮层
病程较短	病程较长
耳鸣多呈间断性	耳鸣持续
可有明显节律	无明显节律
在嘈杂环境中明显	在安静环境中明显
可与体位运动等变化有关	与体位运动等变化无关
音调多较低	音调多较高
可伴有耳闷胀感或堵塞感	可伴有听力损失、眩晕等症状

二、非耳源性疾病

1.血管性耳鸣:主要有颈内动脉和颈内静脉解剖变异、颈动脉瘤、颈静脉球瘤、动脉静脉瘘以及耳郭周围巨大血管瘤等病变,产生血液流动时的搏动性耳鸣。

2.肌源性耳鸣:多因鼓膜张肌、镫骨肌、腭帆张肌、咽鼓管咽肌的异常运动和痉挛,产生特殊的声音传至耳内,听到“吧嗒”“咔嗒”“咯嗒”、弹指样等类似声响,腭肌阵挛为最常见的原因,患者一耳或双耳听到不规则的咯咯声,其节律与软腭阵挛性收缩同步。

3.咽鼓管异常开放性耳鸣:可使患者听到与呼吸节律同步的耳鸣声。

4.全身性疾病:如心血管疾病、高血压病、糖尿病、贫血、脑外伤、焦虑症等心理疾病、幻听性耳鸣。

但约有40%病人的耳鸣找不到明显的病因,医生称为不明原因性耳鸣。

第三节　发病机制

耳鸣发生的机制目前仍不清楚。主要学说是周围神经元自发放电节律异常和中枢高敏学说。

1.周围神经元自发放电节律异长。耳鸣是耳蜗病变的结果。正常情况

下,从外耳、中耳传入到内耳的各种声音是由耳蜗的基底膜感受的(图 8 -
1),基底膜上感受各种声音的感觉毛细胞从高频(类似于女声)到低频(类似
于男声)像钢琴的琴键有序地排列在一起(图 8 - 2D),由蜗螺旋管绕蜗轴卷
曲两周半构成耳蜗(图 8 - 2A、B),当声波经中耳传至前庭窗,导致外、内淋
巴液震动引起基底膜移位(图 8 - 3),刺激基底膜毛细胞运动(图 8 - 4),使
声能转换为神经冲动,经过听神经传入大脑。那么,耳蜗底部基底膜的毛细
胞感受高频声音,耳蜗顶部基底膜的毛细胞感受低频声音,就像钢琴的琴键
感受我们的弹奏一样,如果琴键出现故障,我们按下后琴键不再复原,可以
想象那时不再是美妙的音乐,而是令人不愉快的噪音(图 8 - 5)。同样道理,
如果基底膜毛细胞的低频部分出现故障,就会出现低沉的"嗡鸣"声,如果高
频部分出现故障,就会出现高调的"蝉鸣或喇叭"声,如果出现高频、低频混
杂的耳鸣,说明基底膜损害范围广泛所致。

声波　　　　　锤骨→砧骨　　　　　　　　　　螺旋器

耳廓→外耳道→鼓膜　镫骨→前庭窗→外、内淋巴液→基底膜→听神经→听觉中枢

空气震动　　　传声变压　　　　　液体波动　　感音　　神经冲动　综合分析
(外耳)　　　　(中耳)　　　　　　　　　　　　　　　(迷路后)(大脑皮层)
　　　　　　　　　　　　　　　　　　　　(内耳)

图 8 - 1　听觉传导的过程

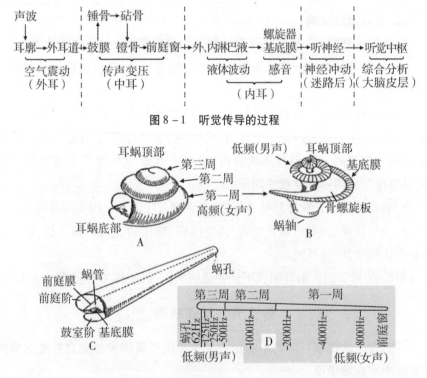

图 8 - 2　耳蜗基底膜高、低频分布

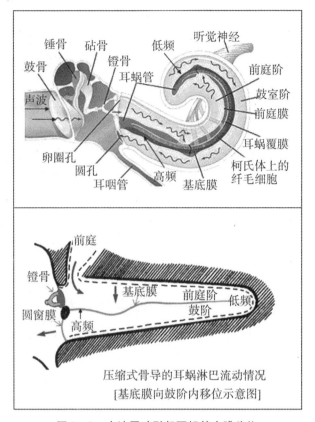

图 8 - 3　声波震动引起耳蜗基底膜移位

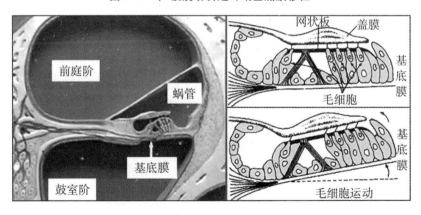

图 8 - 4　耳蜗的横断面显示基底膜及毛细胞运动

2. 中枢高敏学说认为,耳鸣是一种由外周或中枢病变引起的,中枢神经系统参与的心身疾病的症状。外周或中枢病变后,听觉神经系统及相关脑区的自发电活动是耳鸣发生的病理生理学基础。但越来越多的证据表明,耳鸣与中枢神经系统功能(意识、注意力、情绪)有关,中枢敏感性的异常增高是长期耳鸣的产生与维持的主要原因。连续耳鸣会对人造成长期心理负荷而影响身心健

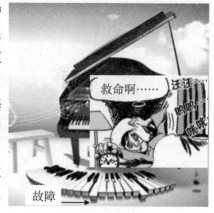

图 8 - 5　钢琴琴键故障

康,不良情绪又可以加重耳鸣。心理因素与耳鸣密切相关,耳鸣是典型的心身疾病。

第四节　影响或触发耳鸣的因素

患者本身存在耳蜗或脑部就有微小障碍,往往在触发因素作用下而发病。

1. 噪音:噪音对耳鸣影响很大,是诱发或加重耳鸣的重要因素,常见的噪音有机器声、鞭炮声、歌厅舞厅的音乐声……。需要注意的是,接听电话、戴耳机,都相当于给耳朵施加了噪音。现在的耳鸣趋于年轻化,与较多使用手机、耳机关系密切。

2. 心理学因素(焦虑、抑郁等):焦虑、抑郁等心身疾病与耳鸣互为因果。恼人的耳鸣可能影响睡眠、情绪,从而引发焦虑、抑郁;焦虑、抑郁也能引起机体功能紊乱,出现耳鸣、胸闷、胃疼等各种躯体化症状,出现恶性循环。这类患者,调节心理状态后,耳鸣也会相应缓解。

3. 生活方式及饮食习惯:过度劳累,经常熬夜导致耳鸣。奶酪、巧克力、含咖啡因饮料、酒精、烟草等,都能加重耳鸣。所以说,饮食、睡眠的节奏,就是生命的节奏,生活节奏的紊乱,就会导致身体机能的病变。

4. 常见的药物:抗惊厥药(卡马西平)、磺胺类药、四环素、多西环素、甲硝唑、大环内酯类抗生素(如红霉素、罗红霉素)、氨基苷类(如庆大霉素、链

霉素、卡那霉素)、利尿剂(环戊丙甲胺、呋塞米、依他尼酸)、抗组胺药物(苯海拉明、异丙嗪)、麻醉镇痛药(利多卡因、吗啡)、中枢神经系兴奋药(氨茶碱、咖啡因)、血管扩张药(硝酸异山梨酯)、糖皮质激素药(氢化泼尼松等)、非甾体类镇痛药(布洛芬)、解热镇痛药、水杨酸盐类、口服避孕药、抗甲状腺素药等,都易引发耳鸣、耳聋。

第五节　临床表现

总体说呈多样性,可单侧或双侧,也可为头鸣,可持续性存在也可间歇性出现,声音可以为各种各样,音调高低不等。

一、耳鸣与听力的关系

有些耳鸣病人伴有听力下降,有些听力正常,但是耳鸣不会引起或加重听力下降。

二、耳鸣与心理因素的关系

长期耳鸣会引起患者产生烦躁、焦虑、紧张、害怕或者抑郁的情绪,而不良的情绪状态可加重耳鸣,造成耳鸣与不良情绪之间的恶性循环,心理因素在耳鸣发病的过程中起重要作用。

第六节　诊断

突然出现的耳鸣,应当视为耳科急症进行诊断、治疗,才能有预后良好的可能。耳鸣为症状,而非疾病名称,其可作为梅尼埃氏病、听神经瘤、突发性聋等疾病的表现,但多数耳鸣者并不能发现有明确的器质性病变,往往与生活变故、突发事件导致精神、心理的应激反应过度有关。

1.耳鸣首先要明确性质和类型,以及音调、响度、持续时间、伴随症状、侧别。

(1)有些人耳鸣只是因为外耳道耵聍(耳屎)较大,碰触到鼓膜产生的,首先做耳镜检查把耵聍清理了,耳鸣自然消失。

(2)有些人外伤,造成鼓膜穿孔,也会引发短暂的耳鸣,这种情况鼓膜自我修复后,耳鸣也会消失。

(3)单纯的持续性音调(单音调为主)的耳鸣,这一类耳鸣在诊疗中最常见,往往没有明确的病因,在临床中通常称为"特发性耳鸣",多由于耳蜗或耳蜗神经水平的听觉细胞损害使听觉神经系统的自发活动性代偿性增强产生耳鸣。

(4)如果表现为搏动性耳鸣,与心跳节律一样,可能与颅底动静脉瘘、颈动脉-海绵窦瘘、动静脉分流等血流紊乱有关,需要做颈部血管超声、血管造影或颞骨 CT 等。

(5)如果发作性耳鸣伴有发作性眩晕、波动性耳聋,应考虑梅尼埃病可能,应进行纯音测听等检查。

(6)耳鸣伴有突然的听力下降,伴或不伴眩晕,突发性耳聋可能性大。

(7)如果单侧耳鸣,伴有听力障碍,或伴有眩晕,需要做内听道 CT、核磁,除外蜗后病变的听神经瘤。

(8)与呼吸同步的类似海洋咆哮的耳鸣,往往与咽鼓管功能障碍有关。

(9)心理学评价,因为生活变故、突发事件导致精神、心理的应激反应过度出现焦虑、抑郁等可与耳鸣互为因果,故应与心理科专家合作,对耳鸣患者做出心理学评价。

2.可以将耳鸣的程度分为 7 个等级(实际只有 6 个等级)。

0 级:无耳鸣。

1 级:耳鸣的响度极微,似有似无。

2 级:耳鸣响度轻微,但肯定能听到,仅在安静的环境中出现,不影响正常的生活(如睡眠)和工作。

3 级:耳鸣较响,一般环境中均能听到,但对正常的生活和工作无明显干扰。

4 级:任何环境中均能听到耳鸣,并且影响睡眠,注意力不集中,对工作有轻度干扰。

5 级:耳鸣很响,有吵闹的感觉,严重影响睡眠和工作,并开始出现轻度烦躁、焦虑、忧郁等精神症状。

6 级:耳鸣极响,相当于患者体验过的最响的环境声(如飞机起飞时的声音),终日被耳鸣所困扰,无法睡眠,完全不能工作,并出现明显的烦躁不安、焦虑、忧郁等精神症状。

一般来说,在排除了器质性疾病后,1～2级耳鸣可不予治疗,4～6级耳鸣必须治疗,3级耳鸣可治可不治。

3.耳鸣致残量表(tinnitus handicap inventory,THI)。

以下问卷将有助于我们了解您耳鸣的程度,从而为您提供更好的服务。请逐条回答问题。有:4分;有时候:2分;没有:0分。

(1)耳鸣使你注意力难以集中吗?

(2)耳鸣的声音使你很难听清别人讲话吗?

(3)耳鸣使你生气吗?

(4)耳鸣使你困惑(烦恼)吗?

(5)耳鸣使你有绝望的感觉吗?

(6)你总是才抱怨耳鸣吗?

(7)耳鸣使你晚上入睡困难吗?

(8)你有不能摆脱耳鸣的感觉吗?

(9)耳鸣干扰你的社交活动吗?（如外出用餐或看电有影,打牌,朋友聚会）

(10)耳鸣使你沮丧吗?

(11)你认为耳鸣是种可怕的疾病吗?

(12)耳鸣使你很难享受生活吗?

(13)耳鸣干扰你的工作和家务吗?

(14)耳鸣让你容易发脾气吗?

(15)耳鸣使你阅读出现困难吗?（静下心做事吗）

(16)耳鸣使你心烦意乱吗?

(17)耳鸣使你和朋友或家人的关系紧张吗?

(18)注意力从耳鸣转移到其他事情有困难吗?

(19)你感到不能控制你的耳鸣吗?

(20)耳鸣使你经常感到疲惫吗?

(21)耳鸣使你情绪低落吗?（做事情提不起兴趣）

(22)耳鸣使你焦虑不安吗?

(23)你有拿耳鸣没办法的感觉吗?

(24)有压力时耳鸣会加重吗?(如考试)

(25)耳鸣使你没有安全感吗?(不稳定,无保障)

根据耳鸣致残量表(THI)评分将耳鸣分为5级。

1级(轻微),THI评分。1~16分;

2级(轻度),THI评分18~36分;

3级(中度),THI评分38~56分;

4级(重度),THI评分58~76分;

5级(灾难性),THI评分78~100分。

第七节　治疗

耳鸣的治疗为耳科三大难题之一(另两个为耳聋、眩晕)。由于耳鸣为症状表现,受多种因素、多种疾病的影响,患者在治疗耳鸣中还应注意以下事项:

1. 要有乐观豁达的生活态度。一旦有耳鸣,不要过度紧张,应及时接受医生的诊治。在诊治过程中,听从医生指导,积极配合治疗,并且可积极主动地发挥其他优势(如业余爱好和热爱本职工作等)来分散自己对耳鸣的关注,调整自己的生活节奏,多培养一些兴趣点。

2. 避免在强噪声环境下长时间逗留或过多地接触噪声,避免或谨慎地使用耳毒性药物。

3. 生活饮食有规律。一天24小时的生活节奏就是身体的节奏,打乱身体健康节奏的是吃饭和睡眠的节奏。平时的饮食需要很好的控制,原因在于不良饮食会引起或加重耳鸣,使已经代偿的耳鸣重新变为失代偿,所谓的代偿就是说耳鸣已经不影响你的情绪和生活,失代偿就是耳鸣让你烦躁,影响你享受生活,时时刻刻会想到耳鸣。这里说的饮食控制最精要的核心内容就是适量!烟、酒、咖啡因是加重耳鸣的重要因素,必须做到少量,甚至戒掉。不要贪恋美食,油腻的东西少吃,过咸过辣的不吃,茶、可乐少量,这里的说的少量以不加重耳鸣,不引起睡眠障碍为度,充分理解少量这个核心。每个人的反应可能存在差异,以自己的体会为度,耳鸣因某种原因加重并不需要担心,而需要保持清醒,知道诱因,合理避免。从这个方面来看,耳鸣真是我们健康的守护者,就像警铃一样,随时提醒我们注意饮食,明白耳鸣因何加重,消除原因,恢复常态,就可以很好地使耳鸣处于代偿状态。

4. 耳鸣要关注睡眠和情绪问题,会发现很多慢性患者其实都是睡眠出了问题,并且耳鸣和睡眠障碍处于互相"伤害"、互相加强的关系,一失眠耳鸣就来了,耳鸣重了睡眠更差了,因此,生活作息有规律,睡好觉是第一步。睡眠规律,中青年 7~8 小时,老年人 6 小时睡眠即可,也不宜过长。远离焦虑、抑郁情绪。

5. 由于耳鸣起因较慢、病程都非短期内发生,故治疗一般也需要较长时间,如耳鸣掩蔽疗法、松弛疗法等至少要完成为期 1 个月的疗程,才能评估治疗效果。因此,病人在配合治疗过程中要有恒心,不要轻易放弃。耳鸣表现多种多样,有的为一侧耳鸣,有的则为两侧;有的间歇出现,有的持续不停;轻者安静时方觉耳鸣,重者身处闹市时都感到吵闹不安。

6. 其实耳鸣是有好发人群的:平时特别仔细,做事讲究完美;特爱思考,爱钻牛角尖,爱较劲;爱生气,生活、工作、家庭环境处于紧张状态、压力大;经常为自己设定短期或长期目标,认为自己有毅力,只要能坚持,什么都能实现,包括自己耳鸣的治疗。因此,在接受医生治疗的同时,需要学会避免以上性格和心理状态,在好的生活态度下,医生的帮助就会有效,学会忘却,包括耳鸣。

7. 远离任何商业广告,避免无效治疗及经济损失,请携带病历资料及时到正规医院专科就诊。耳鸣是医学界公认的顽疾没有一吃就灵的灵丹妙药,迄今为止,美国食品药品监督管理局尚未批准任何治疗耳鸣的药物。耳鸣治疗有效率一般为 20%,很少超过 80%,对耳鸣正确的认识和理解,有一个好的心态,有助于康复。远离任何商业广告,没有万能的医生,没有万能的药物,只有万能的骗子!

8. 国际上流行的观点:耳鸣没有特效药,对耳鸣适应了就算治愈。虽然耳鸣仍在响,但对你没有任何影响,不影响情绪,不心烦,不担心,不害怕,不影响睡眠,不影响工作、学习和生活。适应了、习惯了,对耳鸣认同了,可以和耳鸣"和平共处"了,就算治愈了。

耳鸣的治疗分为以下两种:

1. 病因治疗：若能找到原发疾病，采取去除病因的治疗，以控制这些疾病为原则，是医学上首要且最理想的治疗方法，均能获得较好效果。

（1）由外科病变引起的耳鸣，必须尽早接受外科手术治疗，如蜗后病变（听神经瘤等）、血管性疾病（如颈静脉球体瘤、血管畸形、血管瘤）等。

（2）主要是耳部的疾病，如外耳疾病：外耳道炎、耵聍栓塞、外耳异物等，中耳的急慢性炎症、鼓膜穿孔、耳硬化症及内耳的梅尼埃病、突发性耳聋等。

（3）其他疾病如脑血管病、高血压、低血压、贫血、糖尿病、营养不良等。

2. 对于无原发疾病，或暂时找不到原发疾病的耳鸣患者，急性期（病程＜3个月）、慢性期（病程＞3个月）主要采取综合治疗的方法，如心理咨询和宣教、放松训练、药物治疗、声治疗（耳鸣掩蔽治疗、耳鸣习服治疗）、助听器或电子耳蜗等，其中耳鸣的声治疗是目前国际上公认对耳鸣有效的一种方法。

（1）心理咨询和宣教：患者常担心，自己的耳鸣是否由脑瘤等严重疾病引起？耳鸣是否预示着我将要耳聋、痴呆、中风？对此，医生除为患者进行必要的检查外，更要进行耐心与细致的解释和指导。如讲解听觉生理、什么是耳鸣、什么引起了耳鸣、耳鸣和听力下降的关系、耳鸣和药物及噪音的关系、耳鸣和生活习惯的关系、怎么进行耳鸣的声治疗、介绍耳鸣治疗的网络和手册图书等；指导患者对耳鸣的忽略、习惯、遗忘和适应，争取与耳鸣和平共处；消除患者"耳鸣不可治，要终生忍受"的错误观念，树立可解除耳鸣影响生活的信心。

（2）放松训练：精神或情绪紧张可以导致耳鸣，耳鸣也可以加重情绪紧张。耳鸣患者常常伴有紧张、焦虑或抑郁等情绪。耳鸣习服疗法强调放松训练，目的是让患者得到身心松弛，因此，又称松弛疗法。方法是：闭目静坐或平卧，用意念控制神经和肌肉的紧张性，先从头皮、额部、面部肌肉开始放松，逐渐将上下肢、胸部乃至全身的肌肉放松。

（3）转移注意力：耳鸣患者的一个特点是愈关注耳鸣，耳鸣的声音愈大，耳鸣对情绪的影响愈大，因此，对于没有器质病变的耳鸣，需要患者自己通过转移注意力等方法，忽视耳鸣并尽量忘记它。

这是非常关键的一步，就是不管何时何地何种情况下，一旦想到耳鸣，你能立即把注意力转移到其他事情上,比如听音乐、读书、看报等,分散对耳鸣的注意力,使耳鸣很快成为不重要、不烦人的事情。如住在铁路边的人,才住的时候火车声对其干扰很大,时间长了,慢慢适应后,就不觉得火车声对睡眠有什么干扰了!

(4)药物治疗:主要应用针对引起耳鸣的原发病的药物治疗,如梅尼埃病、突发性耳聋等,其他如包括减轻耳鸣对病人的影响(如抗抑郁药学抗焦虑药)和耳鸣抑制药(如利多卡因、氯硝西泮和卡马西平等),迄今为止,美国食品药品监督管理局尚未批准任何治疗耳鸣的药物。

(5)声治疗:是指用声音改变耳鸣的感知和/或反应。是目前国际上公认对耳鸣有效的一种方法,包括耳鸣掩蔽治疗和耳鸣习服治疗。

人脑具有选择性地接受或拒绝声信号的现象,譬如上课时注意力溜号的学生可以"听不到"老师的呼唤。利用人脑的注意力能够影响耳对声音的主观性选择能力,对于耳鸣患者而言,时刻处于有声的环境,均可以帮助患者将注意力从耳鸣上转移开来,这也是该疗法的基本原则。

其优点:声治疗缓解耳鸣所致的压力;降低环境声与耳鸣声的对比;转移对耳鸣的注意力。

分类:完全掩蔽:耳鸣掩蔽治疗。

不全掩蔽:耳鸣习服治疗。

①耳鸣掩蔽治疗:用外界噪声掩蔽耳鸣称为耳鸣掩蔽治疗。这是耳鸣治疗最基本、最核心、最快捷的方法,简单易行、立竿见影,患者可以根据现实环境,随时随地自主调整。

耳鸣患者在夜深人静时,耳鸣最明显,而在嘈杂环境中耳鸣会减轻或消失,这就是嘈杂的环境声对耳鸣产生了"掩蔽效应",因此,可以做到用另一个音量合适的声音,能减轻甚至抵消耳鸣声,做到 $1+1=0$。

常用的外界噪声发生装置有收音机、家用录放机、手机、助听器,或医生对耳鸣的频率及响度测试后专门设计的耳鸣掩蔽声治疗仪等。目的是应用这些外界噪音声源,干扰、覆盖、降低耳鸣对患者的影响,逐渐摆脱耳鸣对患者生活带来的不适、焦虑等。习惯后耳鸣对生活的干扰就会慢慢变小。

噪声通常选择声调平稳、柔和、悠扬、舒缓的音乐（避免高低起伏、快速节奏的音乐），强度以刚刚覆盖耳鸣强度为好，掩蔽声强度一般为最小掩蔽级上 10～20 分贝，不要太大，让患者逐渐习惯和适应与耳鸣相似的外界噪声，并避免噪声加重或造成新的损害。建议每天最少掩蔽 6 小时以上，每次掩蔽时间不超过 1 小时，休息 10～20 分钟后再进行下一次掩蔽。由于噪声强度非常低，所以，工作、学习和其他活动时都可以掩蔽。

②耳鸣习服治疗：如果您的耳鸣对您的情绪和日常生活长期造成影响，严重甚至夜不能寐，以及在积极治疗原发病的同时或遗留的久治不愈的耳鸣，您需要在专业医生的指导下，进行耳鸣习服治疗。

耳鸣习服治疗不同于传统的掩蔽治疗，掩蔽治疗通过用外界声音来抑制耳鸣声音，见效比较快，但一旦去除掩蔽声音，耳鸣往往又恢复原状。耳鸣习服治疗是在专业医生的指导下，进行声治疗以及耳鸣咨询宣教、放松训练、转移注意力、药物治疗。其中的声治疗与掩蔽治疗不同，是应用医生对耳鸣的频率及响度测试后专门设计的耳鸣掩蔽声治疗仪或助听器，要求声音强度不能太大，不能将耳鸣声音掩盖，而使耳鸣声音在背景声音中刚刚能被听到，在聆听背景声音时逐渐适应耳鸣的声音。在声音治疗过程中，配合耳鸣咨询宣教，专科医生通过向耳鸣患者讲述耳鸣及听力学的专业知识，认识到耳鸣是如何产生的，为什么他会有耳鸣，别人为什么没有；为什么有些耳鸣患者不需要治疗，为什么他需要治疗；怎样才能让自己更快地适应耳鸣，和耳鸣成为好朋友。

耳鸣习服治疗的目的不是消除耳鸣，而是通过耳鸣咨询和声治疗达到适应耳鸣，降低耳鸣对患者情绪和日常生活影响的目的。最终可以达到的效果是当患者不用心去刻意感受耳鸣时，甚至感觉不到耳鸣的存在。一般说来，经过 12～18 个月治疗，可以将耳鸣的感觉从患者的意识中滤除，耳鸣再习服治疗对 80% 以上的耳鸣患者是有效的，并且疗效稳定，极少复发。

耳鸣掩蔽治疗和习服治疗的比较见表 8－2。

表 8 - 2 掩蔽治疗和习服治疗的比较

	掩蔽治疗	习服治疗
目的	立即减弱或消除耳鸣	促进对耳鸣的长期适应
患者期望值	即刻缓解耳鸣的干扰	短期效果不明显,需长期适应
声源设备	各种耳鸣掩蔽器、助听器	根据耳鸣类型选择声发生器、助听器
耳部佩戴	单耳或双耳	双耳
治疗时间选择	随时,或耳鸣最烦扰时	每天长时间佩戴,6 小时以上
声音种类	掩蔽耳鸣的任何频段声音,自然声,个体定制声	宽带噪音,丰富声音环境,持续给予和耳鸣声相近的声音刺激
声音强度	掩蔽声强度为最小掩蔽级上 10 ~ 20 分贝	小于最小掩蔽级(相当于耳鸣强度)
声音调整	根据耳鸣变化随时调整	在使用前调至"混合点"后,使用过程中不需要调整
设备使用时间	无限制,只要有帮助可长期使用	通常 1 ~ 2 年,在产生适应后停止

注:最小掩蔽级测试是指利用掩蔽声(可选纯音或窄带噪音)断续给声,完成 250 ~ 8000 赫兹不同频率的掩蔽试验,当患者感觉该频率声音掩蔽了耳鸣时,此时的给声强度级即为最小掩蔽级;将每个频率点的值连接成一条曲线记录于听力图上,即为耳鸣掩蔽掩蔽曲线。

(7)助听器。感音神经性耳聋的耳鸣患者,治疗耳鸣的首选方案为选配助听器。

这些听力康复工具的作用有两个,首先它能改善患者的言语交流能力,其次它能降低耳鸣。

其原理是有听力下降的患者对环境中小的声音感受不到,因此他们生活的环境是比较安静的,在伴有听力下降的耳鸣患者往往症状会加重。助听器在改善听力的同时,还能使这类患者更好地感受环境中被放大的声音,可以对耳鸣具有"掩蔽效应"。

因此,中度及以上感音神经性耳聋的耳鸣患者,可以借助听力康复工具,总有效率在 55.6% ~ 90.9%,同时改善患者的言语交流能力和生活质量。每日佩戴 4 ~ 6 小时。治疗效果的评定一般以半年为疗程,在确定此方案无效后再选其他方案。

目前助听器的应用存在着患者的接受度、费用以及验配技术等问题。

(8)耳部按摩法。

双掌捂耳法:比较常用的治疗耳鸣的方法是用两手掌心对准两耳,手指

自然放在两侧枕部,然后手掌心捂住两耳并挤压空气与耳朵完全封闭,随后可分别进行以下三种动作按摩:

①两掌突然松开,达到利用空气进行耳部按摩的作用,这样重复捂耳10~30次;

②手掌心捂住两耳并挤压空气与耳朵完全封闭,顺时针按摩10次,逆时针按摩10次;

③手掌心捂住两耳并挤压空气与耳朵完全封闭,进行张嘴、闭嘴动作10次。

注意不可用力过猛,造成耳部或下颌关节损害,应当以按摩舒适为度。

附:科普文章

突发性耳聋治不及时易致残
专家:尽早规范化治疗是关键

哈尔滨新闻网 2017 年 4 月 9 日

生活节奏加快,人们工作和学习压力也越来越大,一些特定事件如怀孕、手术、强噪音、失眠、情绪异常波动等,都会导致焦虑、精神紧张、身心疲惫,并会引起严重的神经性疾病。临床治疗发现,突发性耳聋发病正走向年轻化。如何治愈突发性耳聋? 它的发病原因是怎样的? 本期记者专访我省著名神经内科专家、市第一医院神经内科二病房主任王中卿教授。

典型病例

绥化市 38 岁的程女士,早上一觉醒来突然觉得右耳听不见声音,并且隆隆作响。睁开眼睛,看到周围物体天旋地转,家属紧急把她送往市第一医院检查。神经内科二病房王中卿主任会诊后告诉她:罪魁祸首竟是精神焦虑和过度疲劳! 程女士告诉医生,她最近忙着照顾儿子毕业考试,因成绩与孩子发生争执、心情愤懑,又要照顾生病的父亲,又怕耽误工作,已经连续两个星期每天只睡三四个小时。医生告诉她,她所患的是"突发性耳聋伴眩晕",这是一种与快节奏、高压力、过度疲劳的生活密切相关的疾病。另外,冠心病、高血压、糖尿病、吸烟、酗酒等会也影响内耳的血液供给,造成体内有毒物质排泄障碍,都会导致突发性耳聋。

突发性耳聋发病日益年轻化

突发性耳聋往往伴有耳鸣和剧烈眩晕,该病形成发生发展有三步骤,主要表现为突然发生的神经性听力下降,可为单侧或双侧耳,患者的听力一般在数分钟或数小时内下降至最低点,部分患者在 3 天内可伴有耳鸣、耳堵塞感,多数患者在听力下降后数小时内出现剧烈眩晕、恶心、呕吐等不适症状。突发性耳聋发病率为千分之二,近年有明显上升趋势,发病年龄从儿童到老年,而且日益年轻化。

针对突发性耳聋的病因,常见的主要是血管性疾病,人的内耳中有一根"人"字型的迷路动脉,非常细小,上面为血管主干,下面一端给负责听力的耳蜗供血,而另一端给负责感觉平衡的前庭神经供血,当各种病因使得迷路动脉主干发生阻塞,耳蜗和前庭神经各种细胞无法得到营养供给,就会出现突发性耳聋、耳鸣和眩晕。其他病因为病毒感染、自身免疫性疾病、传染性疾病、肿瘤等。

突发性耳聋需综合治疗

哈市第一医院神经内科二病房目前治愈了多例突发性耳聋病例,在现任省中西医结合学会眩晕分会会长的王中卿主任带领下,参考国际较为有效的治疗方法,结合多年的治疗经验,总结出一整套行之有效的综合疗法,包括短期使用激素、溶栓、降低纤维蛋白原、改善耳蜗、前庭微循环、减轻耳蜗、前庭水肿、营养神经等药物治疗,结合高压氧舱、耳后局部激素注射、中医中药、心理疏导治疗、前庭康复等方法进行综合治疗,对突发性耳聋的治疗有效率达到 70% 以上,达到国内领先水平。

多数患者在医生团队的综合医治下,第二天眩晕基本消失,第三天听力迅速有恢复,重新听到周围人们的话语声,患者及家人非常满意。

突发性耳聋有黄金治疗时间

突发性耳聋属于致残性疾病,特别是双侧突聋,会严重影响患者的生活质量。该病首先会出现日常人际语言交流不畅,易造成与人群的渐渐疏远,形成心理抑郁、孤僻;不光是身体和心理上的危害,患者双耳突聋,生活中不能辨别声音来源,出行时不会正确判断车辆驶来方向,很容易发生交通事故意外。

近年来,突发性耳聋的发病率逐年增加,且致残率高,不少患者拖延就医、不规范诊治等造成了永久性听力损失的残疾。该病是对生活质量危害较大的疾病,许多群众却缺乏充分的认识。因此,早发现早治疗突发性耳聋意义重大,开始规范化治疗的时间越早,疗效越好。一般在发病一周之内为最佳治疗时机,康复的概率较大。因此应该在发病后立即就医及规范化治疗,抓住治疗的黄金时间。

第九章 脑血管病与头晕/眩晕

眩晕是一种运动性(旋转性或线性)错觉,有不平衡感而无运动性错觉称为头晕。成年人群中眩晕最常见的原因为良性自发性位置性眩晕(耳石症)、前庭性偏头痛、梅尼埃病、前庭神经炎,脑血管相关性头晕/眩晕通常见于脑血管疾病、前庭阵发症、偏头痛(偏瘫型偏头痛)。其中,脑血管疾病是导致头晕/眩晕的严重疾病,可能造成严重残疾,甚至危及生命,包括短暂性脑缺血发作(TIA)、缺血性卒中、出血性卒中,大约占头晕/眩晕患者的3%~7%(图9-1)。

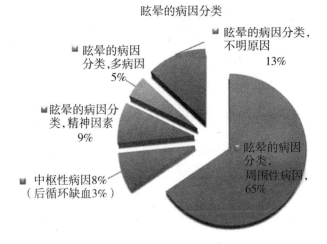

眩晕的病因分类

图9-1 眩晕的病因分类

第一节 我国脑血管病的流行现状与发展趋势

随着21世纪国内国际经济的快速发展,人们的生活条件和生活方式也发生了明显改变,加之迅速到来的人口老龄化,导致国民的疾病谱、死亡谱发生了很大的变化。目前脑血管病已成为危害我国中老年人身体健康和生命的主要疾病,全国每12秒就有一人发病,每21秒就有一人死于脑卒中,脑卒中由于发病急、病情重、变化快,被称为"沉默的杀手"。其中,急性缺血性脑卒中(急性脑梗死)是最常见的卒中类型,占我国脑卒中的69.6%~70.8%。脑血管病近年在全死因顺位中都呈现明显前移的趋势。居民脑血管病死亡已上升至第一、二位。据估算,全国每年新发脑卒中约200万人;每年死于脑血管病约150万人;存活的患者数(包括已痊愈者)600万~700万。

脑血管病是致残率很高的疾病。在存活的脑血管病患者中,约有四分之三不同程度地丧失劳动能力,其中重度致残者约占40%。目前,全国每年用于治疗脑血管病的费用估计要在100亿元以上,加上各种间接经济损失,每年因本病支出接近200亿元人民币,给国家和众多家庭造成沉重的经济负担。

我国脑血管病的高发病率和高死亡率,与脑血管病的危险因素及不良的生活习惯密切相关,当前我国高血压患者的数量正在快速递增且多数血压控制不理想,糖尿病、吸烟、饮酒、肥胖、高龄等,可能是导致脑血管病高发的主要原因。在从健康人、易患人群、高危人群发展到脑卒中患者的过程中,有力促进脑卒中的早期预防工作,将会有力促进脑卒中发病风险和发病率的下降。

第二节　脑血管病的危险因素及其治疗与控制

一、脑卒中危险因素的分类

美国心脏协会/美国卒中协会(AHA/ASA)卒中一级预防指南将脑卒中的危险因素分为3类:

1. 不可改变的危险因素:包括年龄(见图9-2)、性别、低出生体重、种族、遗传因素等。

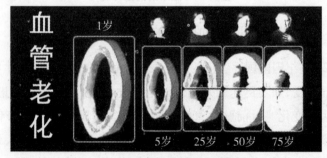

图9-2　年龄对血管老化的影响

2.证据充分且可以控制的危险因素(图9-3):包括高血压、吸烟、糖尿病、心房颤动、其他心脏疾病、血脂异常、无症状颈动脉狭窄、不合理的饮食与营养、缺乏身体活动、肥胖等。

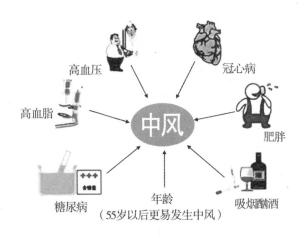

图9-3　脑血管病危险因素

3.证据不充分或潜在可控制的危险因素:包括偏头痛、代谢综合征、饮酒、高同型半胱氨酸血症、口服避孕药、绝经后激素治疗、睡眠呼吸紊乱、高凝状态、药物滥用、脂蛋白(a)水平增高、炎症和感染等。

二、脑卒中危险因素的治疗与控制

(一)高血压

高血压的发病因素见图9-4。高血压是脑卒中最重要的危险因素,70%脑卒中病人有高血压病史,脑卒中风险随着血压水平的升高而上升。高血压分级见表9-1。高血压的治疗应包括改善生活方式和药物治疗,血压水平调整的目标值为 <140/90 毫米汞柱,降压药物应根据患者的特点和耐受性进行个体化治疗。

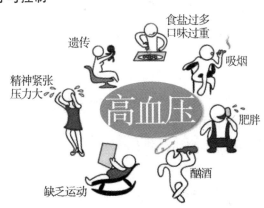

图9-4　高血压的发病因素

表 9-1 高血压分级

类别	收缩压(毫米汞柱)	舒张压(毫米汞柱)
理想血压	<120	<80
正常血压	<130	<85
正常高值	130~139	85~89
1.级高血压("经度")	140~159	90~99
亚组:临界高血压	140~149	90~94
2.级高血压("中度")	160~179	100~109
3.级高血压("重度")	≥180	≥110
单纯收缩期高血压	≥140	<90
亚组:临界收缩期高血压	140~149	<90

1. 非药物治疗:是治疗高血压的基础。主要是改变生活习惯,首先是限盐或无盐饮食,每日摄盐不能超过 5 克,也就是一啤酒瓶盖的量,其次是限饮水量(包括啤酒),正常成人每日 24 小时饮水量为 1200 毫升,即两瓶矿泉水,有的人以为饮水越多越好,稀释血液,是错误的,如摄盐及饮水量过多,那么血压就越高,只靠降压药是达不到效果的,另外戒烟、戒酒、低脂饮食、运动、减肥、保证睡眠、休息、避免情绪紧张等。

2. 药物治疗:强调根据病人具体情况选用不同药物,经常取得医生的指导。应选择每日 1 次口服的长效制剂,药效维持 24 小时,平稳降压。应经常测血压,应选择水银柱或臂式电子血压计。

常用的药物有利尿剂(双氢克尿噻、寿比山,糖尿病、肾病避免应用)、β 受体阻滞剂(倍他乐克,糖尿病人和心率慢者避免应用)、钙拮抗剂(波依定、拜新同,整粒吞服,不能掰开口服)、血管紧张素转换酶抑制剂(蒙诺、瑞泰,副作用为咳嗽)以及血管紧张素 II 受体阻滞剂(代文)。

病情轻者可单药口服,如严重,应在医生指导下可两药以上联合应用,不提倡应用中药治疗,因降压效果不确切。也不提倡心痛定口服,因其降压快,时间短,血压波动大,易出现心绞痛或脑梗死发生。

(二)糖尿病

糖尿病是脑卒中的独立危险因素,其发生脑梗死的危险性是非糖尿病的 5 倍,严格控制血糖可显著降低脑梗死的发生率和复发率。

在糖尿病治疗中,饮食治疗应该是最基本的治疗。任何一种类型的糖尿病,任何一位糖尿病患者,在任何时间内都需要进行糖尿病的饮食治疗。

每个糖尿病患者都必须把合理控制饮食作为向糖尿病做斗争的必要手段。终身进行饮食治疗。

1. 糖尿病饮食治疗的基本原则有哪些?

①控制饮食量,忌暴饮暴食,建立合理饮食结构。

②均衡营养,合理控制碳水化合物(米面类),脂肪,蛋白质(蛋清、鱼、瘦肉)比例。

③定时,定量进餐,每餐接近八分饱,有利于控制血糖。

④高纤维饮食(冬菇、黑木耳、核桃、花生、黄豆、绿豆、燕麦片、玉米面、蔬菜等),利于控制血糖,减肥,通便。

⑤忌吸烟,限饮酒。

⑥饮食清淡,低脂少油,少糖少盐。

主食:要吃粗粮、菜包子、饺子等低糖食品。不要吃黏米类、粥类、甜食等快速升高血糖的食物。

辅食:要吃蒸、煮和炖等低油脂菜品,少吃熘、炒、炸、烤类多油脂菜类。宜吃煮蛋清、兔肉、禽类、瘦肉、海鱼(黄花鱼、晶鱼等)、海带、木耳等。不要吃蛋黄、鱿鱼、肥肉、内脏类(肝、肠、血)、奶油类高胆固醇食品。

三餐分配:一日三餐最常见的分配方案是早餐1/5,午餐2/5,晚餐2/5。

2. 监测血糖:一日7次血糖监测时间如下:

三餐前30分钟,三餐后2小时(从第一口饭开始计时),睡前(21:00)。

3. 药物治疗,需要医生指导下,应用口服药或胰岛素治疗,使血糖控制在正常或基本正常的范围。血糖控制目标值:

空腹4.4~6.1毫升/升,餐后4.4~8.0毫升/升,睡前6~8毫升/升。

(年龄≥65岁,空腹6~7毫升/升,餐后8~10毫升/升)

4. 防范低血糖发生!是糖尿病的严重并发症,甚至导致脑梗死、昏迷、死亡!

在应用降糖药时,一定要三餐定时定量,如果饮食量与已确定的降糖药剂量不匹配,饮食量过低就会导致低血糖!或患者对胰岛素敏感也会导致低血糖。

低血糖症状:如出现饥饿、心慌、手抖、出冷汗、神智朦胧甚至昏迷等低血糖症状,迅速食用饼干、糖果等甜食缓解症状,并及时就医,控制低血糖恶化。请您身边随时准备甜食,以应对低血糖,预防低血糖意外发生。

(三)心房颤动

各种类型的心脏病都与脑卒中密切相关。心房颤动(房颤)是导致脑栓塞的主要原因,房颤患者缺血性卒中的发病风险增加 4~5 倍。房颤患者应用华法令治疗可使血栓栓塞性卒中发生的相对危险减少 68%。但必须监测国际标准化比(INR),范围控制在 2.0~3.0;对年龄 >75 岁者,INR 应在 1.6~2.5 之间为宜;或口服阿司匹林50~300毫克/日,或其他抗血小板聚集药物。除房颤外,增加脑卒中风险的其他心脏疾病包括急性心肌梗死、心肌病、瓣膜性心脏病、卵圆孔未闭和房间隔瘤、心脏肿瘤和大动脉粥样硬化等。

(四)降低高脂血症

主要为总胆固醇、甘油三脂、低密度脂蛋白。血脂正常值及治疗药物见表9-2。

表9-2　血脂正常值及治疗药物

名称	正常值(毫克/升)	治疗药物
甘油三酯	0.4~1.8	贝特类:力平之
总胆固醇	2.4~5.7	他汀类:立普妥
低密度脂蛋白	2.07~3.1	立普妥或可定

其中,世界医学界已公认,他汀类对预防中风疗效肯定,低密度脂蛋白水平标志着动脉硬化程度(图9-5),每降低 1%,卒中的危险降低 15.6%,应控制在标准水平,为治疗的首要目标,应在医生的指导下进行治疗,他汀类治疗过程中严格监测药物不良反应,包括肝肾功能,必要时测试肌酶,避免发生肌纤维溶解症的副作用。同时强调低脂清淡饮食为主,肥胖者应控制体重。

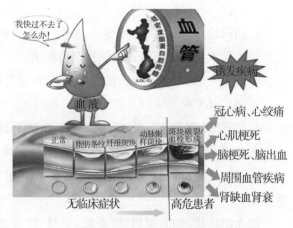

图9-5　低密度脂蛋白水平是动脉硬化指标

(五)吸烟

吸烟是一个公认的缺血性脑卒中的独立危险因素,同时也会增加其他危险因素的作用。最有效的预防方式是不吸烟和尽量减少被动吸烟。主要影响全身血管和血液系统如:加速动脉硬化、升高纤维蛋白原水平、促使血小板聚集、降低高密度脂蛋白水平等。其危险度随吸烟量而增加。吸烟者发生缺血性卒中的相对危险度为 2.5 ~ 5.6。同龄不吸烟者与吸烟者头颈部血管 CT 血管成像区别见图 9-6。

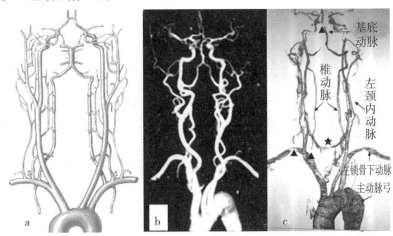

a.头颈部血管模式图。b.不吸烟者头颈部血管CT血管成像。c.吸烟者头颈部血管CT血管成像显示:▲表示多发血管狭窄甚至闭塞的部位;★表示侧枝循环形成以及新生毛细血管呈蜘蛛网样的苍凉

图9-6　同龄不吸烟者与吸烟者头颈部血管 CT 血管成像区别

长期被动吸烟也可增加脑卒中的发病危险。暴露于吸烟环境者其冠状动脉事件发生的危险由 20% 升高到 70%。

(六)无症状颈动脉狭窄

无症状颈动脉狭窄患者脑卒中的发病风险明显升高。

1.推荐无症状颈动脉狭窄患者每日服用阿司匹林和他汀类药物。

2.脑卒中高危患者(狭窄 > 70%)可以考虑行动脉内膜剥脱术,见图9-7。

3.对狭窄 >70% 的无症状颈动脉狭窄患者,可以考虑行预防性颈动脉支架成形术(图9-8、图9-9)。

4.对无症状颈动脉狭窄 >50% 的患者,建议定期进行超声随访。

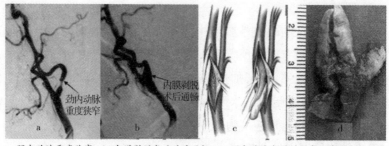

a：颈内动脉重度狭窄；b：内膜剥脱术后动脉通畅；c：颈内动脉内膜剥脱术示意图；d：颈内动脉内膜剥脱切除的斑块

图9－7　颈内动脉内膜剥脱术

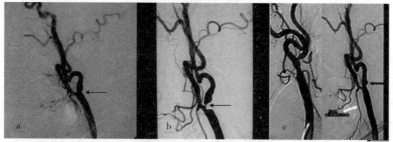

a.8年前右颈动脉造影示起始段迂曲、轻度狭窄（黑箭头）；b：本次造影示右颈内动脉起始段重度线样狭窄（黑箭头）；c.右颈内动脉支架成形术后血流通畅（黑箭头）

图9－8　同一糖尿病患者8年右颈内动脉狭窄演变及支架成形术

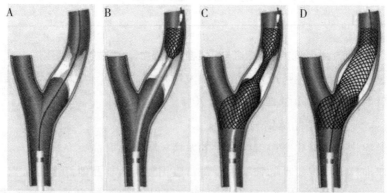

A：导丝穿过颈内动脉狭窄处；B、C：支架穿过狭窄处并释放；D：支架完全释放狭窄消失

图9－9　颈内动脉支架成形术过程示意图

（七）不合理饮食与营养

饮食与脑卒中发病风险有关联。应该降低钠摄入，增加钾摄入以降低血压；推荐增加水果、蔬菜和低脂乳制品，减少饱和脂肪酸摄入的 DASH 饮

食降低血压。

（八）缺乏身体活动

适量身体活动与脑卒中发病率下降之间的联系已经明确。

（九）肥胖

超过标准体重20%以上的肥胖者患高血压、糖尿病或冠心病的危险性明显增加。对于超重或肥胖的个体，建议减重以降低血压及脑卒中风险。

（十）高同型半胱氨酸血症

维生素 B_{12}、维生素 B_6 和叶酸可用于预防高同型半胱氨酸患者的脑卒中风险。

（十一）积极发现和治疗其他危险因素

偏头痛、睡眠呼吸紊乱、高尿酸血症、代谢综合征、药物滥用、高凝状态、炎症和感染等危险因素有可能降低脑卒中的发病。

中国脑血管病防治指南——危险因素干预治疗建议（综合表），见表9－3。

表9－3　中国脑血管病防治指南——危险因素干预治疗建议（综合表）

因素	目标与措施	建议
高血压	SBP＜140 毫米汞柱 DBP＜90 毫米汞柱	经常测量血压，一般成人每隔2年至少测量一次，≥35岁者每年测量1次，高血压患者每2~3个月应至少测量1次 改变生活方式，控制体重，加强体育锻炼，嗜酒者应减至适量，减少食盐摄入，多吃蔬菜、水果、低脂乳制品。生活习惯改变后3个月，如果 BP≥140/90 毫米汞柱，或如果最初 BP≥180/100 毫米汞柱，加抗高血压药物。根据患者的其他特点给予个体化治疗（能见中国高血压防治指南）
吸烟	戒烟	强烈劝说患者及家属戒烟。提供忠告，介绍有效的、可行的戒烟方案
糖尿病	控制血糖 并治疗高血压	饮食控制，口服降糖药物或用胰岛素（参见中国糖尿病防治指南）
颈动脉狭窄	提高手术治疗比例	劲动脉狭窄＞70%的患者，有条件时可以考虑选择性地进行劲动脉内膜切除术或血管内介入治疗。但必须根据联合致病条件、患者的要求和其他个体因素慎重选择手术患者。对无症状性劲动脉狭窄患者应首先考虑用抗血小板等药物治疗

续表

因素	目标与措施	建议
房颤	积极抗栓治疗	
年龄<65 岁,没有危险因素#		阿司匹林(50~300 毫克/天)
年龄<65 岁,有危险因素#		华法令(目标 INR:2.5,范围 2.0~3.0)
年龄 65~75 岁,没有危险因素#		阿司匹林或华法令
年龄 65~75 岁,有危险因素#		华法令(目标 INR:2.5,范围 2.0~3.0)
年龄>75 岁,有或没有危险因素#		华法令(目标 INR:2.0,范围 1.6~2.5)
血脂异常		
初始评价(无 CHD)		
TC>220 毫克/分升	综合教育	改变饮食结构(或药物治疗),1~2 年内
TG>150 毫克/分升	必要时药物治疗	复查血脂各项
HDL<35 毫克/分升		
LDL 评价		
无 CHD 和<2 个 CHD 危险因素#	LDL<160 毫克/分升	改变饮食试验 6 个月,如果 LDL 仍≥190
无 CHD 但>2 个 CHD 危险因素#	LDL<130 毫克/分升	毫克/分升,则药物治疗
确定有 CHD 或其他动脉粥样硬化性疾病	LDL<100 毫克/分升	改变饮食试验 6 个月,如果 LDL 仍≥160 毫克/分升,则药物治疗
		第二步饮食试验 6~12 周,如果 LDL 仍≥130 毫克/分升,则开始药物治疗
缺乏体育锻炼	每天≥30 分钟的适度体力活动	适度的运动(如散步、慢跑、骑脚踏车,或其他有氧代谢健身活动):制度高危患者(如:冠心病)的医疗监督方案和适合于个人身体状况或神经功能缺损程度的锻炼方案
饮食营养摄入不合理	全面的健康食谱	提倡多吃蔬菜、水果、谷类、牛奶、鱼、豆类、禽和瘦肉等,使能量的摄入和需要达到平衡。改变不合理的膳食习惯,通过摄入谷类和鱼类(含不饱和脂肪酸)、蔬菜、豆类和坚果以减少饱和脂肪和胆固醇的摄入量。限制食盐摄入量(<8 克/天)
饮酒	适度	饮酒者应注意控制酒量,男性一般每日喝白酒<50 毫升(1 两)/天,啤酒不超过 640 毫升(一瓶)/天,或葡萄酒<200 毫升(4 两)/天宜:女性饮酒者量减半:建议不喝酒者不要饮酒
药物滥用	禁止	对所有患者来说,询问有无药物滥用史都应该是完整的健康评价中的重要内容

第三节 后循环与前循环

　　脑血流供应来自两个动脉系统:颈内动脉系统和椎基底动脉系统(图 9 - 10、图 9 - 11)。颈内动脉系统供应额叶、颞叶、顶叶和基底节等大脑半球前 3/5 部分的血流,故又称前循环,包括脉络膜前动脉、大脑前动脉和大脑中动脉。椎基动脉系统主要供应脑后部的 2/5,包括脑干、小脑、大脑半球后部以及部分间脑,故又称后循环,包括椎动脉及其颅内分支小脑下后动脉、基底动脉及其分支小脑下前动脉、小脑上动脉和大脑后动脉等(图 9 - 12)。

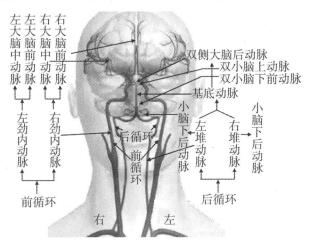

图 9 - 10　脑的血液循环(前循环与后循环)正面观

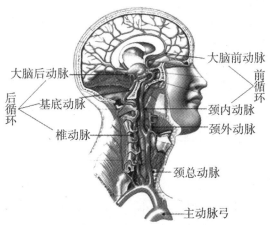

图 9 - 11　脑的血液循环(前循环与后循环)侧面观

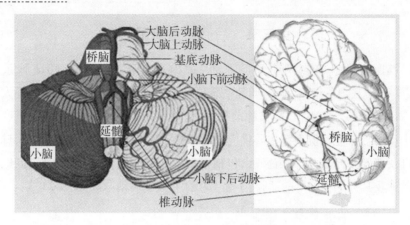

图 9-12　后循环供应小脑与脑干的血管及供血区（下面观、腹侧面）

引起脑血管病的病变血管包括椎—基底动脉系统（又称后循环）和颈内动脉系统（又称前循环）的任何部分，其中，引起脑血管病性眩晕的病变血管以椎—基底动脉系统居多，因为中枢及周围性前庭系统主要由椎—基底动脉系统（又称后循环）供血，尤其是小脑下后动脉和小脑下前动脉，是引起眩晕症状的主要血管。

小脑下后动脉是供应可引起中枢性眩晕症状的前庭神经核的主要血管；小脑下前动脉是供应引起中枢性眩晕症状的小脑小结的主要血管，小脑下前动脉的分支内听动脉是供应引起周围性眩晕症状的内耳的主要血管。

且内耳和前庭神经核的供血动脉均为终末动脉，发生病变时很难建立侧枝循环导致不可逆性损害，由于前庭神经核是脑内最大的神经核，位置表浅，因而对缺血、缺氧特别敏感。

第四节　后循环缺血的急性前庭综合征

后循环（椎—基底动脉）的血液供应内耳、脑干、小脑。约20%的缺血性卒中累及后循环系统，当后循环的血管一过性或永久性闭塞导致缺血会发生头晕/眩晕。后循环缺血有以下特点：头晕/眩晕或平衡失调，可伴随有复视、构音障碍、共济失调、跌倒发作以及感觉、运动功能障碍。后循环缺血表现为孤立性头晕/眩晕，通常发生在小脑下后动脉和小脑下前动脉之间的椎动脉远端的闭塞或者锁骨下动脉盗血综合征。

一、小脑下后动脉综合征(延髓背外侧综合征)

小脑下后动脉起源于颅内段椎动脉,供应延髓背外侧部,包括前庭神经核群中的下核、小脑下脚和小脑后下部。

延髓背外侧综合征(Wallenberg 综合征):

(一)解剖

见图 9 - 13。

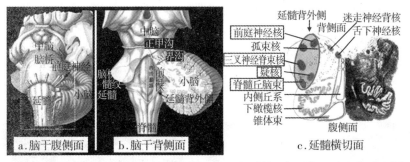

a.脑干腹侧面(前面):可见桥延沟外侧的前庭神经干;b.脑干背侧面(后面):可见脑干下端的前庭区及延髓背外侧,即"下晕上不晕";c.延髓横切面:可见红色区域内的延髓背外侧所包括的核团,前庭神经核位于后面,即"后晕前不晕"

图 9 - 13　脑干及延髓背外侧的解剖

(二)血管支配

延髓背外侧综合征多由于同侧颅内段椎动脉病变(占 70%)而非小脑下后动脉闭塞(占 10%)所致。椎动脉夹层是年轻患者的常见原因,老年患者的病因多为动脉粥样硬化。见图 9 - 14。

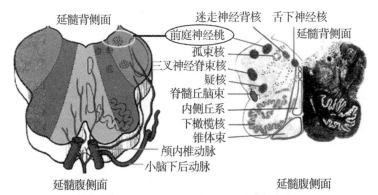

图 9 - 14　延髓背外侧的供血动脉

（三）临床表现

1.前庭神经核损害：急性重度眩晕，眼震；

2.疑核损害：吞咽困难、声音嘶哑、饮水呛咳、构音障碍；

3.三叉神经脊束核、脊髓丘脑束损害：同侧面部、对侧偏身的交叉性痛；

4.小脑下脚、绳状体损害：同侧共济失调；

5.交感神经下行纤维损害：同侧Horner征：表现为同侧眼裂小、瞳孔小、眼球内陷、眼结膜充血、同侧前额无汗（图9－15）。

（四）影像学表现

目前，最快捷、有效的影像学诊断技术就是头颅核磁共振成像，可于延髓背外侧发现T1低信号、T2高信号，弥散加权成像为新鲜脑梗死的影像学特点（图9－16）。

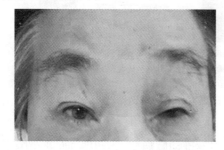

图9－15　Horner征

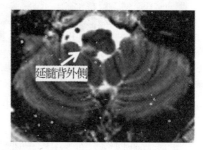

图9－16　右侧延髓背外侧新鲜脑梗死

（五）治疗

临床上突然出现的脑局灶性症状和体征都要怀疑脑梗死的可能，应当在最短的时间内立即将患者送往具有急性脑卒中救治能力的医院，尤其是具备脑卒中绿色通道及卒中中心的医院。当脑动脉堵塞后，由于缺氧、缺血，形成梗死血管支配区域的脑细胞肿胀或水肿，导致细胞死亡，形成神经细胞不可逆损伤，引起神经功能缺失，这是造成病人死亡和致残的主要原因。因此，"时间就是大脑！"对急性脑梗死最根本的治疗措施是在已缺血的脑组织未出现不可逆的损伤之前，进行早期溶栓等一系列治疗措施。

1.溶栓治疗：

实验证明，溶栓治疗脑梗死可以使已发生闭塞的血管再通，如果再通的时间较晚，损伤的神经细胞难以恢复。所以，脑梗死溶栓治疗有一定的时间性,能进行溶栓治疗的这段时间称为"治疗时窗",又叫"时间窗"。一般将时间窗为发病后 3~6 小时以内,若为进展性淬中可延长至病后 12 小时以内。如溶栓治疗的血管再通,可使临床症状缓解,大大缩小脑梗死的面积,降低死亡率和致残率。特别是在脑梗死 3~6 小时以内早期溶栓治疗,是急性脑梗死最有效,最有希望的治疗方法。目前,常用的药物有爱通立(rt‑Pa)和尿激酶。

2.抗血小板聚集治疗:

静脉溶栓后 24 小时后无脑出血应当使用抗血小板制剂药物,如不适合溶栓的患者应当立即启动抗血小板制剂药物。

抗血小板药物即拜阿司匹林,给予 100 毫克,每日 1 次睡前口服,其作用是抑制血小板在血管内聚集形成血栓,是目前世界上认为最有效的治疗缺血性心脑血管病的药物之一,价格低廉、依从性好,需终生服药,无故擅自停药,往往出现脑梗死复发或加重。

应当避免与食物同时服用,药物拜阿司匹林肠溶片表面具有抗酸涂层,在胃酸环境不溶解,而在肠道的碱性环境溶解吸收,而食物中的碱性成分可破坏药物表面的抗酸涂层,导致药物胃内溶解,加重胃肠道刺激症状。

副作用是存在出血风险,如出现皮肤黏膜、牙龈、眼底、胃肠道刺激症状、诱发胃溃疡出血黑便(上消化道出血)、哮喘等,请立即停药到医院就诊。如手术、拔牙等应当告知医生服药情况,需要停药半个月。

如果拜阿司匹林口服不耐受,可以口服波力维 75 毫克,每日 1 次睡前口服。

应当定期复查血常规、抗血小板聚集率、凝血功能等。

附:科普文章

书法家突发偏瘫 医生妙手回春 书法家再谱新篇

日前,在哈尔滨市第一医院神经内科二病房,王中卿主任和医护人员正在饶有兴趣地观看书法家朱金成传奇的狂草倒书表演。只见朱老师笔法笔势连绵缠绕新颖别致,豪放舒展,字形变易繁博,高深诡异,跌宕不羁。结构严谨,错落有致,疏密得体。章法起伏跌宕,层峦叠嶂,如花如锦,美不胜收,一气呵成。狂草倒书写下:书赠王中卿教授华佗再现扁鹊重生。

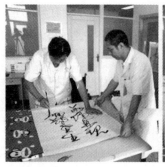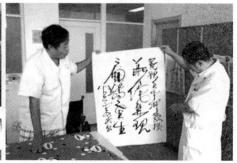

原来,书法家朱老师自幼酷爱书法,他的奇书绝技是下了五十年也就是半个世纪的工夫练成了双管齐下、左右开弓、倒正奇书的好本领,创造了狂草倒书的传奇,深受世人瞩目!

可是,今年1月在海南时,突然血压增高,出现急性脑梗死的症状,左上下肢无力、瘫痪,遂于广州、海南等知名医院治疗康复,虽然左上下肢活动明显好转,但是他的奇书绝技却一直恢复不理想,尤其是左手,仍然不能手随心动,游刃有余。后来,海南的一位病友告诉朱老师,可以回到家乡哈尔滨找王中卿主任再次治疗一下。

朱老师满怀希望来到哈尔滨市第一医院,王中卿主任细致地询问朱老师的发病及治疗过程,认真地做了检查,根据朱老师的具体病情,针对改善患者的认知功能及视空间能力入手,辨证施治,调节药物,制定康复计划,经过一个疗程的治疗,奇迹般地恢复了朱老师左手的书写功能,朱老师激动地说,是王中卿教授重新给了我一只左手!

王中卿教授介绍说,脑内遍布血管,小血管占整个脑容积的25%~30%,每次小血管梗死将损失12亿神经元、加速老化36年。急性脑梗死的患者往往出肢体瘫痪,在治疗过程中,通常以肢体瘫痪恢复程度判断疗效,而患者的大脑皮质中枢的认知功能损害往往不被重视,如书写中枢、语言中枢、阅读中枢、记忆、理解、判断、计算等,朱老师的奇书绝技受到影响,就是书写中枢出了问题。

王中卿教授指出,目前在脑卒中的治疗方面,开创了全新的理念,从过去单纯的生物医学模式转变为生物—心理—社会的现代医学模式,关注认知功能并把它作为重要的预后指标。通过规范化系统的康复治疗,包括肢体康复训练、日常生活活动能力训练、认知功能、言语训练等,遵循因人而异、难点突破、循序渐进、由简到难的原则,帮助患者提高生活能力和生存质量,重新回归社会,这对于他们来说,无异于生命之花的又一次绽放。

王中卿教授强调,要重视脑血管病的预防,健康生活,保护动脉,人生才能快乐!针对导致和加速动脉硬化的危险因素进行控制,如吸烟、酗酒、高血压、高血糖、高血脂、高尿酸等,由于这些危险因素比较隐袭,需要定期体检,及时发现和纠正,避免和推迟心脑血管病的发生,才能有效发挥自己的正能量,有益于家庭,有益于社会,防患于未然。

后记

八年铸就眩晕剑造福龙江百姓赞

东北网 2019 年 8 月 28 日

王中卿是中国东北部城市哈尔滨市第一医院的神经内科医生。自 1985 年哈尔滨医科大学毕业以来一直从事神经内科专业。

2010 年,王中卿主任来到北京宣武医院神经外科神经放射诊断治疗中心完成一年学习,师从世界著名的神经外科专家凌锋教授,获得世界神经外科联合基金会继续教育证书《血管内神经外科培训项目》。一年内积累了大量学习数据资料硬盘达 3000GB,完成全国第一部汇集神经内科、神经外科和神经介入科血管性疾病于一体的著作——《神经系统血管性疾病实例精析》,已于 2012 年由中国协和医科大学出版社出版,代表了国内神经系统血管性疾病诊断治疗的最高境界。该书由宣武医院凌锋教授作"序":"书山有路勤为径"中给予高度评价:自 1987 年我接受的第一个研究生和进修生开始,从中心毕业已有 400 多人,我欣喜地看到,终于有一位进修生把自己的进修笔记整理成书即将出版了!

在北京学习期间,王中卿系统学习了眩晕症现代诊断治疗理念。据统计人群眩晕患病率达 5%~8%,按目前中国人口 14 亿计算,我国年患病人数在 1 亿人左右。

在临床实践中发现,当时哈尔滨乃至全国对占眩晕症半数的耳石症,尤其是不打针不吃药而手法复位即可治愈几乎是盲区,甚至三级甲等医院的医生、护士也很少知道耳石症的概念。耳石症存在着"一高三低"的特点,即发病率高、公众知晓率低、诊断率低(甚至零诊断)、耳石复位率低。眩晕的临床治疗中出现本末倒置,尤其是将发病极少数的"脑缺血、颈椎病"等覆盖了绝大多数的眩晕诊断,盲目过度的地毯式辅助检查如化验、CT、MRI 甚至血管造影(这些检查在绝大多数周围性眩晕几乎是阴性结果),以及毫无针对性的无效治疗。因此多数眩晕患者消耗几千甚至上万元,严重影响了眩晕的诊疗水平,违背了医学经济学原理。王中卿医生深刻地认识到这不仅仅是一个健康问题,并且已经成为严重误诊误治并大量吞噬医疗经费的社会问题。

因此,王中卿医生采取全方位、多层次、立体式、无死角的宣传模式,迅速在各种新闻媒体传播。撰写大量眩晕科普文章,2012～2019 年在全国各类报纸累计发表 95 篇,平均每月 1 篇,按现有哈尔滨市 1000 多万人口计算,8 年间报纸发行总量达到哈尔滨每人 1 份,在《都市零距离》《医疗档案》等电视、广播节目反复播出。同时,王中卿利用各种会议、讲座等宣传眩晕知识,走进社区医院、走进县城、农村,开展眩晕知识的推广普及。

2012 年 6 月开通王中卿好大夫在线网站以来,回答全国各地眩晕患者咨询,已有 150 余万人次访问。

2014 年 1 月 24 日于东北网在世界范围内于首次提出将每年的 6 月 9 日定为"中国眩晕防治日""世界眩晕防治日"。设计和挑选"6、9"这两个数字作为眩晕防治日的标志,是受到了旋转的太极球的启示——人在眩晕时,不就像太极球在翻转吗?! 会使公众对这个卫生纪念日留下鲜活和深刻的印象,继而唤起民众对身心健康持久的追求,将成为对中华民族和世界人们健康的重大贡献。并在 2014 年全国耳科会议上首次演讲,得到与会者共鸣。

2016 年 10 月 15 日,由王中卿发起成立了黑龙江省中西医结合学会眩晕分会并担任会长,是我省成立的第一个眩晕学会。本届学会会员由省内各地各级 70 余家医院的近 200 名医生组成,包括耳科、神经内科、神经外科、中医科、急诊科、老年病科、儿科、康复科及相关科室。它的成立标志着我省在眩晕病研究与防治方面迈入新阶段,推动了龙江眩晕医学的普及和发展,惠及 3800 万龙江人民。这次学会会议的一个重要提案,就是经学会全体会员一致表决,确立了王中卿首次在全国和世界范围内提出的将每年 6 月 9 日定为"中国眩晕防治日",并倡议在全球成立"世界眩晕防治日"。

并于 2017 年 6 月 9 日开展纪念活动及义诊,主题为"认识耳石,告别眩晕!";2018 年 6 月 9 日纪念活动及义诊的主题为"认识梅尼埃病,远离眩晕、耳鸣、耳聋!";2019 年 6 月 9 日纪念活动及义诊的主题为"偏头痛与眩晕本是同根生"。

2018 年获得黑龙江省科学技术协会资助项目《黑龙江省眩晕病诊断治疗推广项目》，在全省范围内 15 个市、县医院巡讲、义诊万里行，尤其深入到边境、边远、贫困地区如黑河、密山、宁安、甘南等地区，应用自己手法复位技术治疗耳石症患者的视频进行教学，使当地医护人员快速掌握并临床应用，普及人数达 3000 人，并每人赠送一本王中卿医生亲自编写的《破解眩晕之谜》图书，达到了空前的普及效果。

自 2010 年以来，通过王中卿医生 8 年的不懈的努力，使公众及医务人员充分认识耳石症的诊断治疗。王中卿医生也成为省内、国内推广耳石症这一疾病领域内的著名专家，迅速扭转黑龙江地区耳石症"一高三低"的现状。节约大量医疗经费并迅速、及时、有效地解除患者眩晕痛苦。过去严重眩晕的病人每次发病需要救护车送往医院住院 10 天左右；现在发病后，王中卿医生可以到患者家中给予手法复位，达到送医上门零消耗！每年诊治眩晕患者 3000 余例，手法复位治疗耳石症近千例。

2019 年 5 月 26 日，在郑州召开了中国中西医结合学会眩晕病分会委员会第三届常委会，王中卿主任阐述了关于建立"中国眩晕防治日"和"世界眩晕防治日"的倡议及重大意义，得到了中国中西医结合学会眩晕病委员会主任委员张怀亮教授以及中国医药教育学会眩晕专业委员会主任委员吴子明教授的高度评价和赞许，并且，这两个国家级眩晕学会同时倡议将每年的 6 月 9 日确定为"中国眩晕防治日"。

朴实的坚持才见难得，平淡中的坚守才更显珍贵。

大爱，不只是无私，更是怀寄天下黎民苍生的守护与奉献，仁术手、大医情，三尺讲台育桃李，一双神手斩眩晕。王中卿医生以奉献的心境、精湛的技术、无私的传授、娴熟的手法，慰藉着无数眩晕患者恐惧无助的心灵，以实际行动践行大医精诚的医者风范，传承着大爱无疆的医者美德。

附:2012～2019 年的报纸媒体报道汇总

[01]2012.01.11 东北网原创

十分钟治愈眩晕症不再是神话

[02]2012.04.23《都市资讯报》

今年春季哈市眩晕患者增多,专家认为:外伤、愤怒、酗酒、劳累系诱因

[03]2012.05.09《老年日报》

天旋地转,竟是耳石惹的祸

[04]2012.06.15《生活报》

天旋地转,或因"耳石"滚落

[05]2012.07.07《医药卫生报》

天旋地转,查查是不是耳石脱落

[06]2012.08.07《都市资讯报》

高温天小心脑中风五大信号

[07]2012.08.08《健康报》

抓住眩晕鉴别诊断的"七寸"

[08]2013.07.10《老年日报》

晕,你能分清哪种类型吗

[09]2013.09.16《生活报》

"世界老年痴呆日"当前脑梗死性痴呆呈高发

年过六旬需全力阻击"三高"

[10]2013.10.17《黑龙江晨报》

嗜烟如命,应警惕脑缺血导致的眩晕症

[11]2013.10.18《黑龙江经济报》

嗜烟者警惕脑缺血导致眩晕症

[12]2013.11.12《医院报》

嗜烟如命,须警惕脑缺血导致眩晕

[13]2013.11.28《健康报》

有一种眩晕与嗜烟如命有关

[14]2013.12.07《中国剪报》

有一种眩晕与嗜烟如命有关

[15]2013.12.13《中国医药报》

嗜烟如命,易致脑缺血眩晕

[16]2013.12.19《医药卫生报》

有一种眩晕与嗜烟有关

[17]2014.02.10《家庭医生报》

半数眩晕由耳石症引发

[18]2014.02.14《科技日报》

耳石症：引发眩晕的隐形"黑手"

[19]2014.02.18《医院报》

眩晕症日益向人们逼近,专家建议:应尽早设立中国眩晕日

[20]2014.02.20《生活报》

眩晕患者半数是"耳石症"

[21]2014.02.27《黑龙江晨报》

眩晕症日益逼近,市医院专家建议:应尽早设立中国眩晕防日

[22]2014.03.11《生活报》

预防脑供血不足专家教你5招

[23]2014.04.20《新晚报》

60%以上眩晕症实为耳石症,手法复位10分钟治愈眩晕症

[24]2014.07.17《健康报》

偏头痛常与眩晕孪生

[25]2014.07.21《黑龙江经济报》

偏头痛常与眩晕"结伴同行"

[26]2014.07.25《老年日报》

偏头痛常与眩晕"勾搭连环"

[27]2014.07.29《家庭保健报》

偏头痛所致眩晕针灸治疗效果佳

[28]2014.08.10《新晚报》

偏头痛性眩晕易被误诊,专家提醒:它不同于"脑供血不足"

[29]2014.08.18《家庭医生报》

警惕偏头痛常与眩晕"狼狈为奸"

专家提醒:约有10%的眩晕为偏头痛性眩晕

[30]2014.08.09《新晚报》

眩晕症超过半数是耳石症,专家:不打针、不吃药手法复位十分钟可治愈

[31]2014.12.14《生活报》

听神经内科医生为你解析你的神经你的病

[32]2015.03.05《黑龙江晨报》

眩晕——长假综合征的常见表现

[33]2015.03.06《老年日报》

节日过后,你晕了吗?

医学专家为您详解常见眩晕症症状

[34]2015.03.19《家庭保健报》

眩晕原因多,治疗要对症

[35]2015.03.27《黑龙江经济报》

哈市眩晕病人日见增多

[36]2015.05.04《家庭医生报》

眩晕常见的四大原因

[37]2015.05.04《家庭医生报》

眩晕常见的四大原因

[38]2015.05.07《健康报》

头痛背后的问题要深究

[39]2015.08.09《新晚报》

眩晕症超过半数是耳石症专家:不打针、不吃药十分钟手法复位可治愈

[40]2015.08.25《医院报》

头痛背后有隐忧发现问题要深究

[41]2015.09.13《家报》

老书法家脑梗康复后能挥毫泼墨了

[42]2015.09.26 东北网原创

哈市一院神经内科专家王中卿:眩晕诊治也要讲究精准化

[43]2015.10.08《家庭保健报》

60%的眩晕是耳石症

[44]2015.10.19《家庭医生报》

头痛背后有隐忧(上)

[45]2015.10.26《家庭医生报》

头痛背后有隐忧(下)

[46]2015.10.26《黑龙江晨报》

我国眩晕诊疗迫切需要精准常态化

王中卿建议:应尽早设立中国乃至世界眩晕防治日

[47]2015.10.27《健康报》

眩晕易误诊,用药狠关键

[48]2015.11.08《新晚报》

眩晕常被误诊为"脑缺血""颈椎病"

专家:眩晕诊治要讲究精准化

[49]2015.《中国医药报》

误诊误治很常见眩晕诊疗迫切需要精准化

[50]2016.01.21《家庭保健报》

及时为帕金森病进程"踩刹车"

[51]2016.01.19《都市资讯报》

请及时为帕金森病进程"踩刹车"

[52]2016.01.25《晨报》

请及时为帕金森病进程"踩刹车"

[53]2016.01.25《老年日报》

肉毒毒素眼肌痉挛首选治疗

[54]2016.01.27《中国医药报》

眩晕诊疗迫切需要精准化

[55]2016.02.26《黑龙江经济报》

请及早为帕金森病进程"踩刹车"

[56]2016.04.17《家报》

闭眼难睁为哪般眼肌痉挛惹祸端

[57]2016.04.17《新晚报》

睁不开眼多为眼肌痉挛

［58］2016.04.21《家庭保健报》

频繁眨眼原来是眼肌痉挛

［59］2016.06.08《老年日报》

肉毒素治疗面肌痉挛适合老年人

［60］2016.06.16《新晚报》

玩手机引发耳石症 12 岁男孩早起眩晕呕吐

［61］2016.06.20《晨报》

哈市第一医院神经科为眼肌痉挛十年顽疾患者解除病痛

［62］2016.08.25《健康报》

头痛躺下就好,警惕低颅压综合征

［63］2016.10.13《生活报》

患耳石症眩晕难忍手法复位十分钟治愈

［64］2016.10.13《家庭保健报》

手法复位治眩晕十分钟见效

［65］2016.10.16《家报》

听专家告诉你"眩晕症"的那些事

［66］2016.10.17《都市资讯报》

省中西医结合眩晕学会第一届分会召开

十分钟治愈眩晕不再是奇迹

［67］2016.10.17《晨报》

专家组团告诉你"眩晕症"那些事

"省中西医结合学会第一届眩晕分会"15 日在哈市第一医院召开

［68］2016.10.17《新晚报》

冰城 65 岁以上老人三成患有眩晕症

［69］2017.04.09《新晚报》

突发性耳聋治疗不及时易致残

［70］2017.04.13《晨报》

焦虑 + 劳累女子一觉醒来失聪

［71］2017.04.13《家庭保健报》

精神焦虑 + 过度疲劳突发性耳聋的最大诱因

[72]2017.06.07《生活报》

6月9日中国眩晕防治日,哈市第一医院有义诊

[73]2017.06.07《家报》

"中国眩晕防治日",哈市第一医院惠民义诊

[74]2017.09.26《家庭保健报》

出国旅行脑血管也要过"安检"

[75]2017.09.29《老年报》

警惕脑动脉瘤引发"定时炸弹"

[76]2017.10.15《新晚报》

女子眩晕症没及时治疗导致耳聋

[77]2017.12.05《家庭保健报》

眩晕耳鸣听力下降

专家教你识别梅尼埃病"三重奏"

[78]2017.12.28《生活报》

白衣天使请回答2017

[79]2018.01.21《新晚报》

眩晕耳鸣耳聋专家教你识别眩晕症

[80]2018.01.25《中国中医药报》

出国旅行前,让自己的脑血管接受一次"安检"

[81]2018.02.07《中国医药报》

出门旅行,先给脑血管做一次"安检"——脑动脉瘤破裂后果严重

[82]2018.05.06《新晚报》

没喝酒却要"醉"数天专家:警惕前庭神经炎

[83]2018.07.01《新晚报》

疼痛超过三个月算慢性疼痛

[84]2018.07.13《健康报》

不喝酒也会"醉"小心前庭神经炎

[85]2018.10.14《新晚报》

偏头痛和眩晕竟是同一种病

[86] 2019.03.24《新晚报》

超过半数眩晕是"耳石症",许多被误诊为"脑缺血""颈椎病"

[87] 2019.04.01《新晚报》

喝红酒、吃甜点、熬夜还能导致头痛?

[88] 2019.04.02《老年报》

偏头痛病人对这些不耐受

[89] 2019.04.11《黑龙江经济报》

经常性偏头痛眩晕,日常防范有哪些要领

[90] 2019.04.11《家庭保健报》

经常眩晕,日常任何防范

[91] 2019.04.17《健康报》

偏头痛为何挥之不去

[92] 2019.05.01《中国医药导报(台湾版)》

偏头痛为何挥之不去

[93] 2019.05.21《健康报》

前庭性偏头痛与梅尼埃病鉴别诊断有讲究

[94] 2019.06.25《家庭保健报》

偏头痛和眩晕爱"结伴而行"

[95] 2019.06.30《新晚报》

超半数眩晕实为耳石症,手法复位10分钟可治愈

www.中华眩晕网.com：

有来医生网络平台：